JN228350

45歳、ぐーたら主婦の私が

「デブあるある」をやめたら半年で20kgやせました！

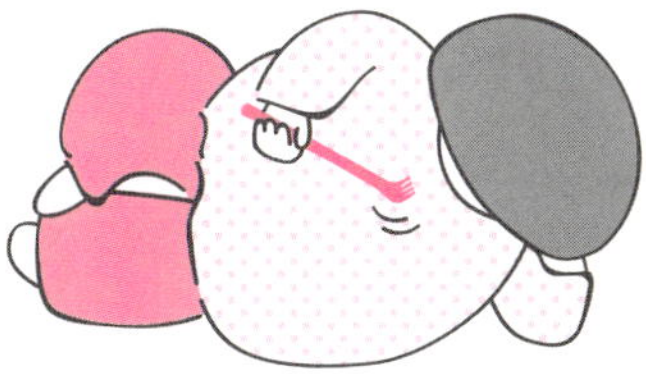

桃田ぶーこ

講談社

はじめに

はじめまして。桃田ぶーこと申します。

農家の長男の嫁になり20年以上。

子どもの頃からぽっちゃり体型でしたが、結婚・出産をしてさらに太り、歯止めがかからず太り続けて、ついには45歳のとき85kgに……。

体重計に乗るのも怖くなり、納戸の奥に隠す始末。

間食が毎日の楽しみでした。

いつもやせたい気持ちはありましたが、デブ生活に慣れてしまい、「食べることがやめられない」「甘いものがやめられない」体になっていき、「やせたいけどこんなに太っているからもう無理よ……」と諦めている自分がいました。

しかし、あまりにも太ったことで、動悸のような今までに感じたことのない不調が現れ、体からのSOS信号に〝**このままでは死ぬ**〟と本気で

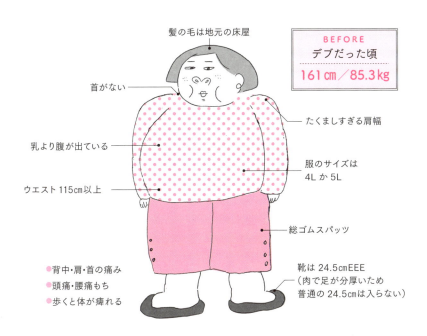

思い、45歳でようやくダイエットを決意したのです。そして、

- ☑運動大嫌い
- ☑食べること大好き
- ☑できることなら動きたくない
- ☑楽してやせたい

そんな私の身勝手な条件をクリアした「ゆる糖質制限ダイエット」で、半年で20kg減量できました。

しかも、高校時代からダイエットをしてはリバウンドを繰り返し、リバウンドのプロと言っても過言ではなかった私が、

現在まで2年半リバウンドなし！

やせてもシワもたるみもなし!!

肩こり、首こり、頭痛も一切なくなりました！

まさかぁ〜と、ダイエット前の私なら思います。

しかし本当です！

この本では私がデブだったときの、みっともない食生活をすべてさらしています。

こんなにひどい食べ方をしていた、ぐーたらな45歳の主婦

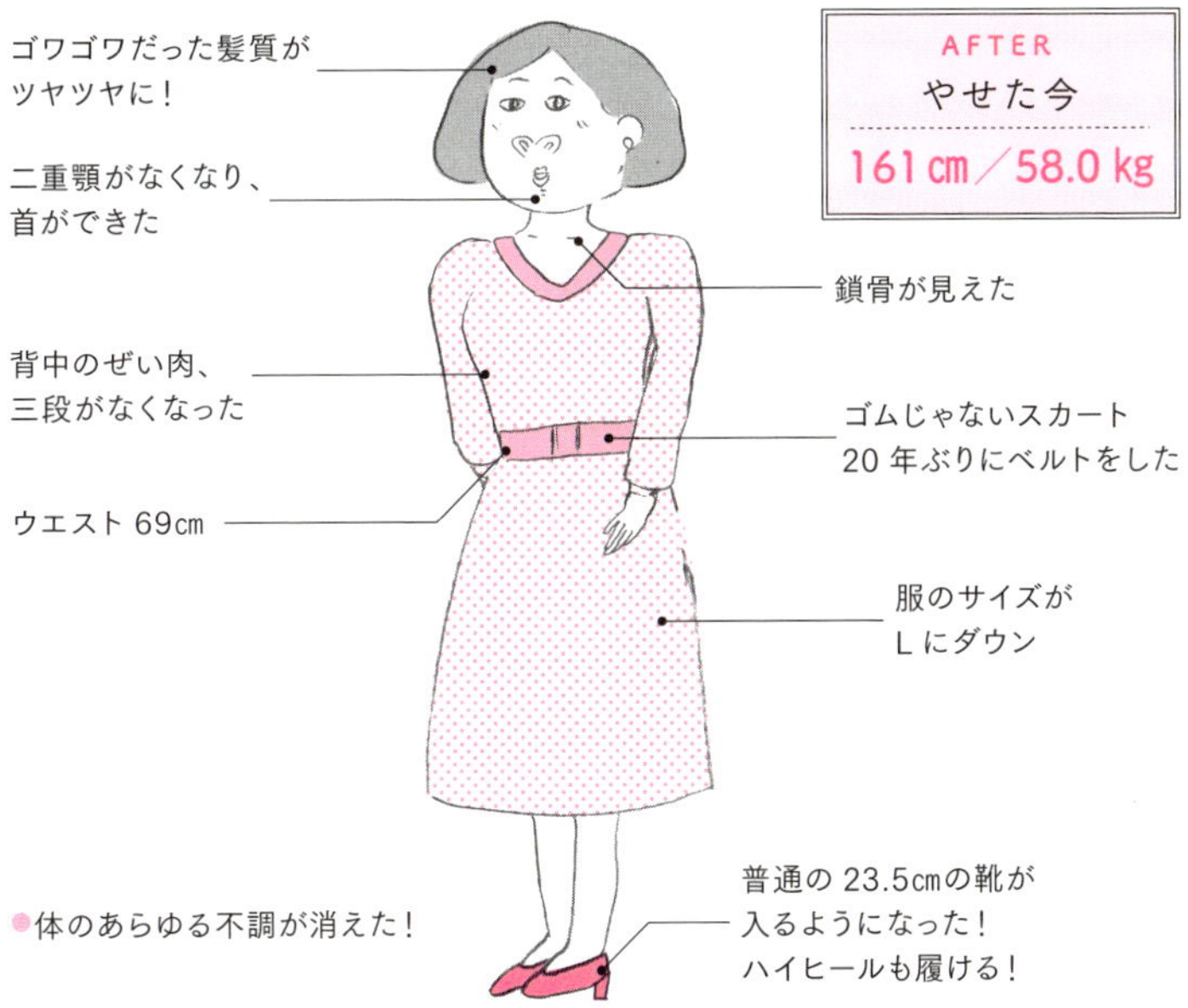

が、半年で20kg減量、現在は最終目標の27kg減量まで達成できました。

同じような悩みを持っている方々が、「私にもできるかもしれない」「今からでも遅くはない」と思うきっかけになってくれたらうれしいです。

人は変われます。しかし、何もしなければ変われません。

人生最後のダイエットで、半年後の変われた自分に会ってみませんか？

桃田ぶーこ

私のダイエット記録

これは私がダイエットを始めてから最終目標だった58kgになるまでの体重の変化です。

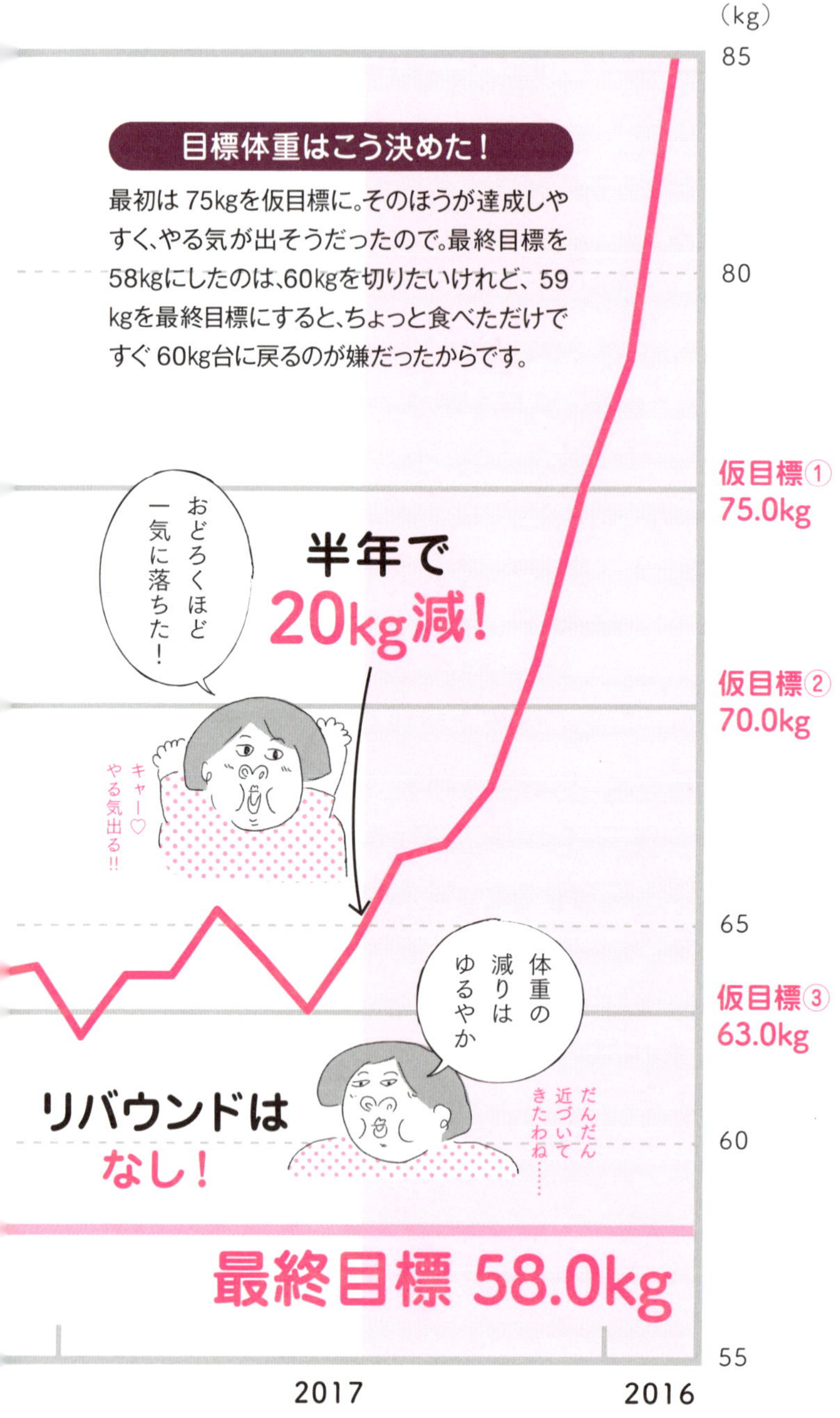

（kg）
85
80
仮目標① 75.0kg
仮目標② 70.0kg
65
仮目標③ 63.0kg
60
55
2016
2017
おどろくほど一気に落ちた！
キャー♡ やる気出る!!
半年で20kg減！
体重の減りはゆるやか
だんだん近づいてきたわね……
リバウンドはなし！
最終目標 58.0kg

目標体重はこう決めた！

最初は75kgを仮目標に。そのほうが達成しやすく、やる気が出そうだったので。最終目標を58kgにしたのは、60kgを切りたいけれど、59kgを最終目標にすると、ちょっと食べただけですぐ60kg台に戻るのが嫌だったからです。

スーツのサイズが21号から13号に！
現在
58kg

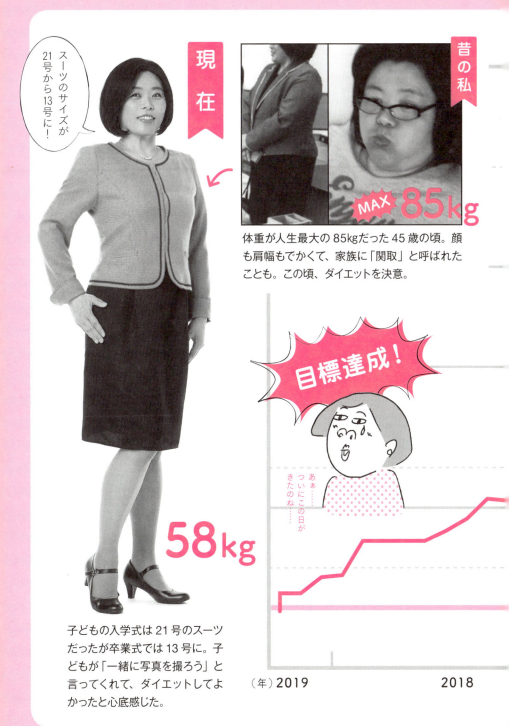

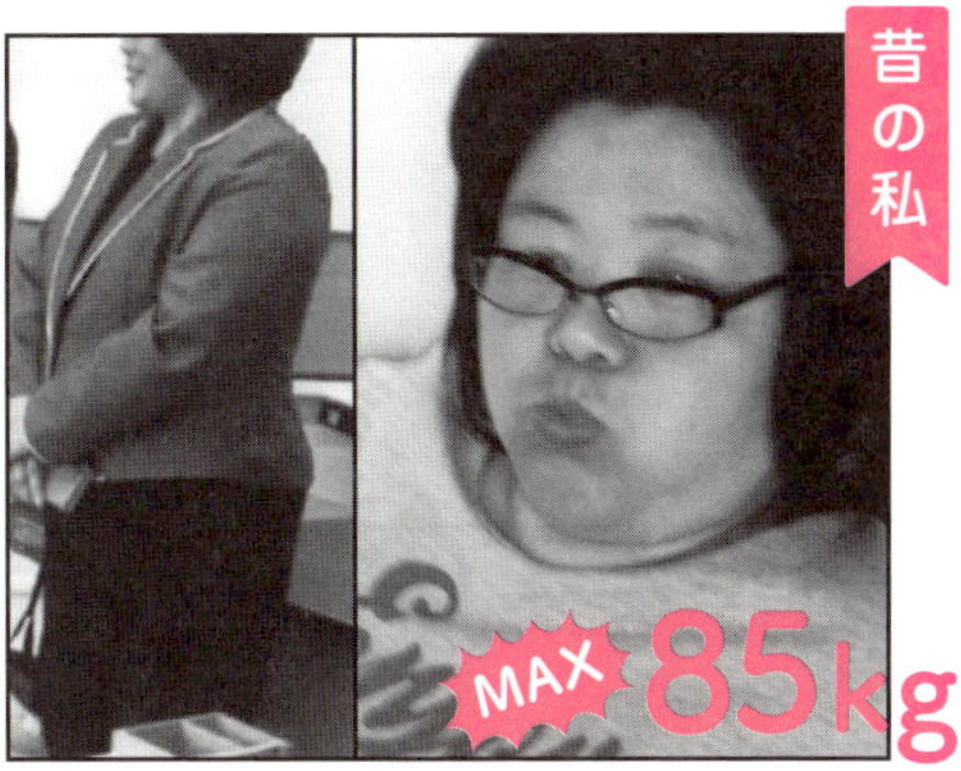
昔の私
MAX 85kg

体重が人生最大の85kgだった45歳の頃。顔も肩幅もでかくて、家族に「関取」と呼ばれたことも。この頃、ダイエットを決意。

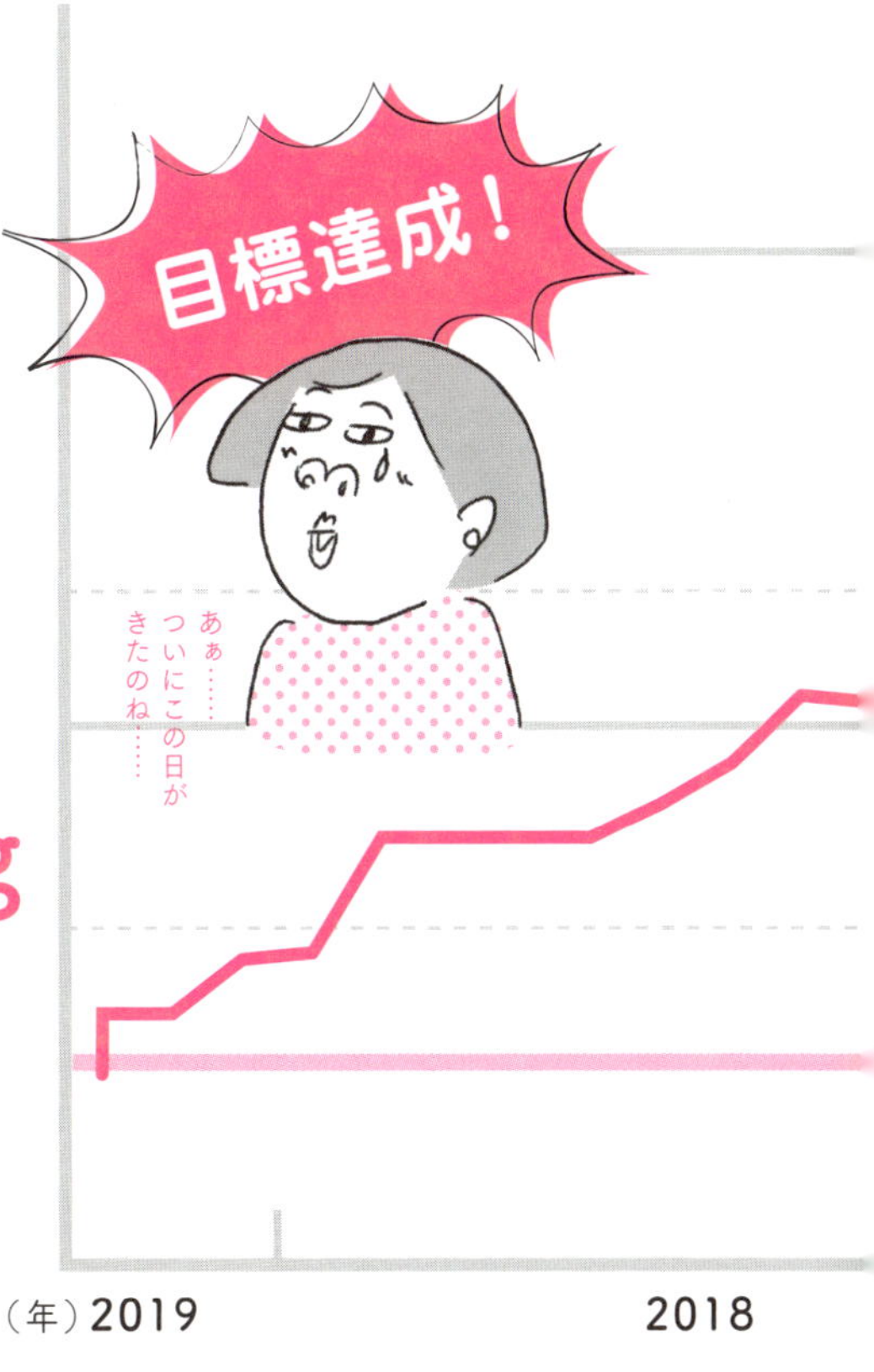
目標達成！
あぁ……ついにこの日がきたのね……
（年）2019
2018

子どもの入学式は21号のスーツだったが卒業式では13号に。子どもが「一緒に写真を撮ろう」と言ってくれて、ダイエットしてよかったと心底感じた。

目次

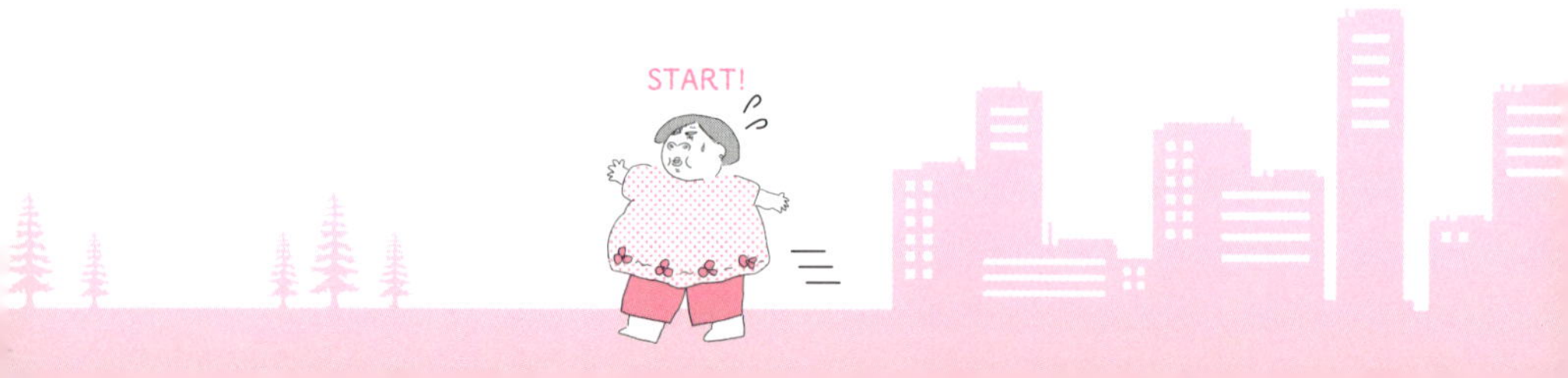

第2章

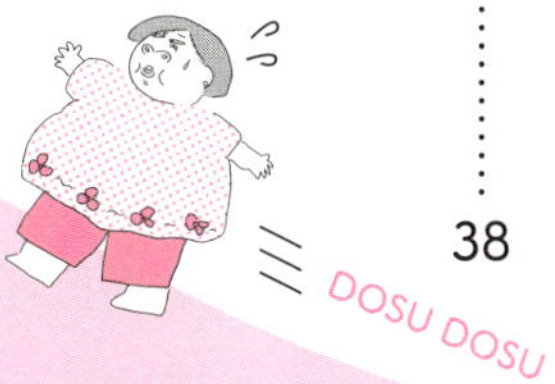

第2章

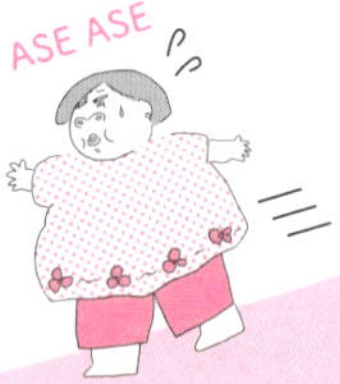

第3章

第4章

※この本で紹介している食品の糖質量はあくまでも目安です。実際の糖質量は食品ごと、商品ごとに異なります。
※持病がある方や治療薬を飲んでいる方は、糖質制限ダイエットを始める前に必ず医師に相談してください。

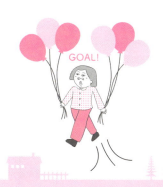

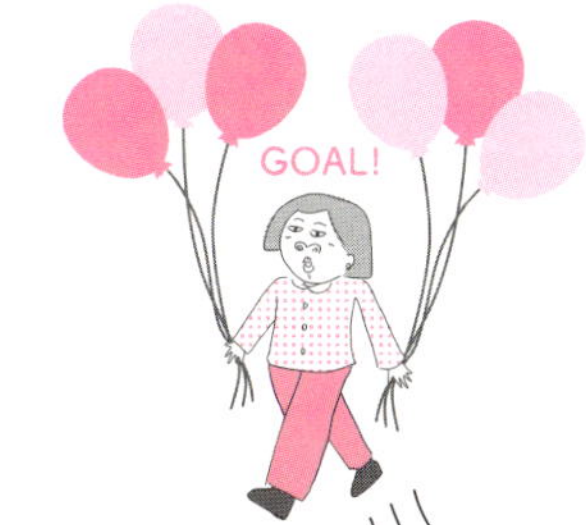

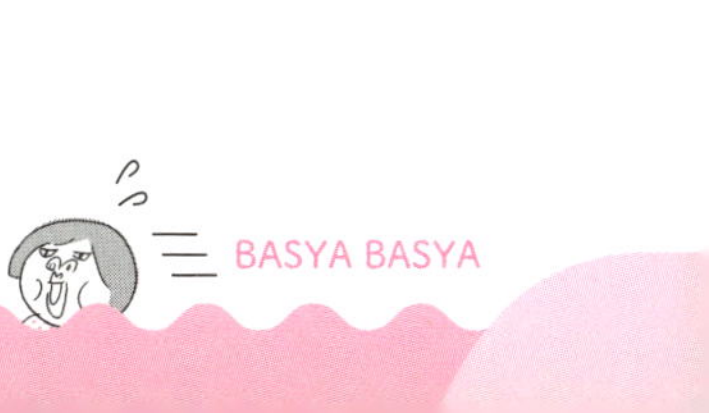

この本は、私が太っていたときの日常生活や
食べ方などを赤裸々に書いた個人の体験談で、
肥満の人みんなが私と同じようなことをしているとは思いません。
肥満を否定するために書いた本ではなく、
可愛い素敵なぽっちゃりさんや、太っていても健康で
人生を楽しんでいる方々は、そのままで問題がないと思います。
ただ、長年肥満を放置していた私が、
やせたことで健康な体と心を手に入れて大きく変わったので、
やせたいけどどうしたらいいかわからない方々や、
もうやせるのは無理と諦めている方々に、
少しでも参考になればと思ってこの本を書きました。

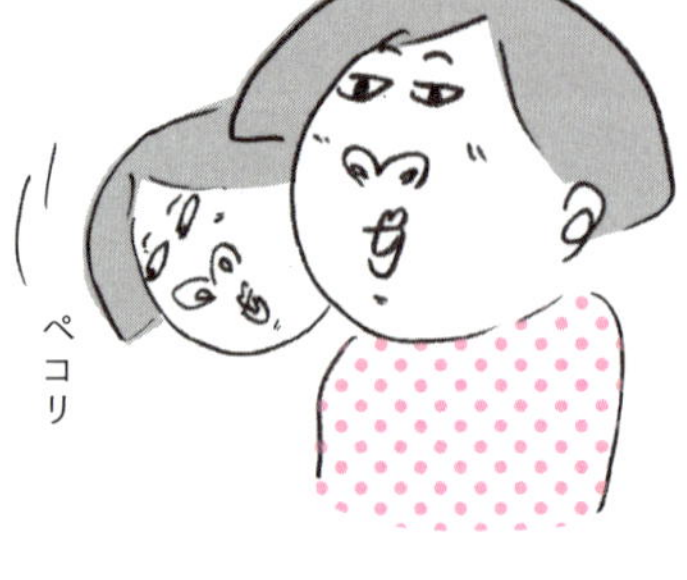

第1章

161cm 85kg デブだった私の生活

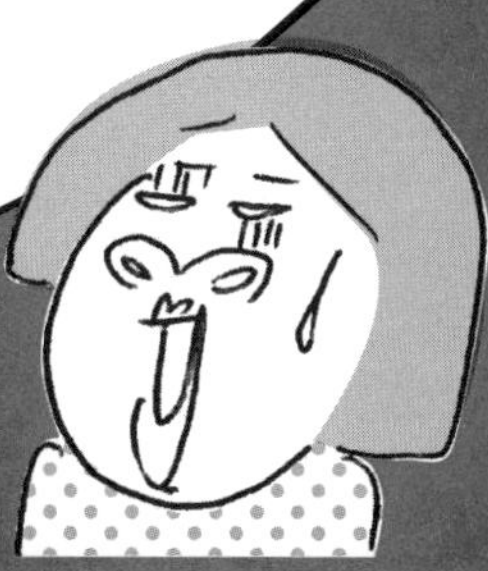

なぜ私が85kgまで太ってしまったのか、
デブだった頃の私の日常や食生活を詳しくお話しします。

私のデブ人生

私は生まれてから、47歳でダイエットに成功するまで、人生の大半が、ぽっちゃり体型か、デブか、巨デブでした。そんな私のデブ人生を公開します。

0〜10代

赤ちゃんの頃

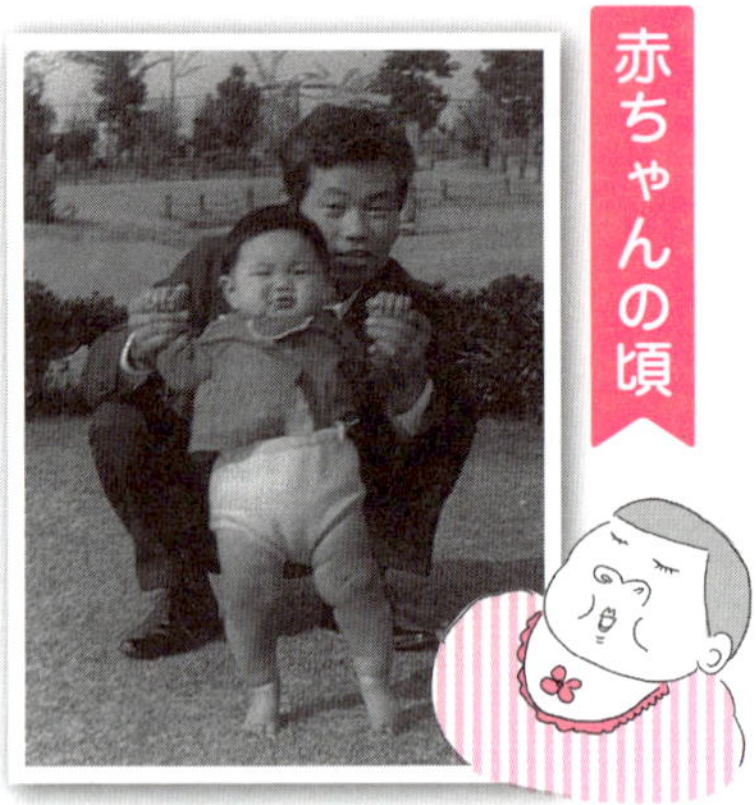

4100gの特大サイズで誕生。こんなに大きかったのに、母によると意外と安産だったらしい。生まれたときから髪もフサフサ。

小学生

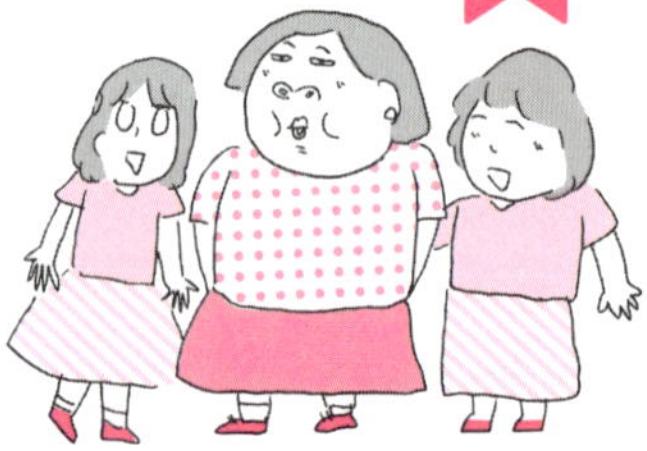

母がふくよかな体型で、よく食べる家庭だったので、家に常にお菓子がたくさんあり、この頃すでにぽっちゃり体型に。

高校生

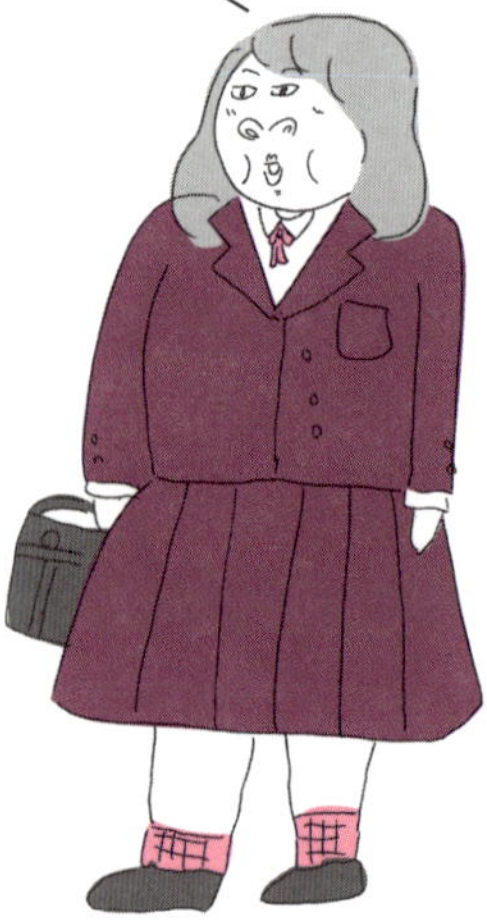

高1のときには体重が64kgあり、バイト先の制服がパッツンパッツンだったことも。

就職

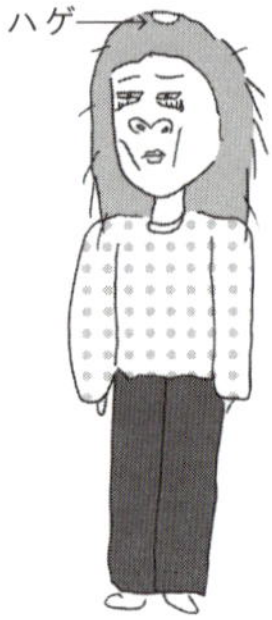

好きな人ができ、やせようとカロリー制限ダイエットをして、激やせとリバウンドを繰り返す。心も体もボロボロに。

20代半ば、64kgに増量。結婚が決まり、ウェディングドレスを着るため、なんとか 58kgまでダイエットに成功。式後にすぐリバウンド。

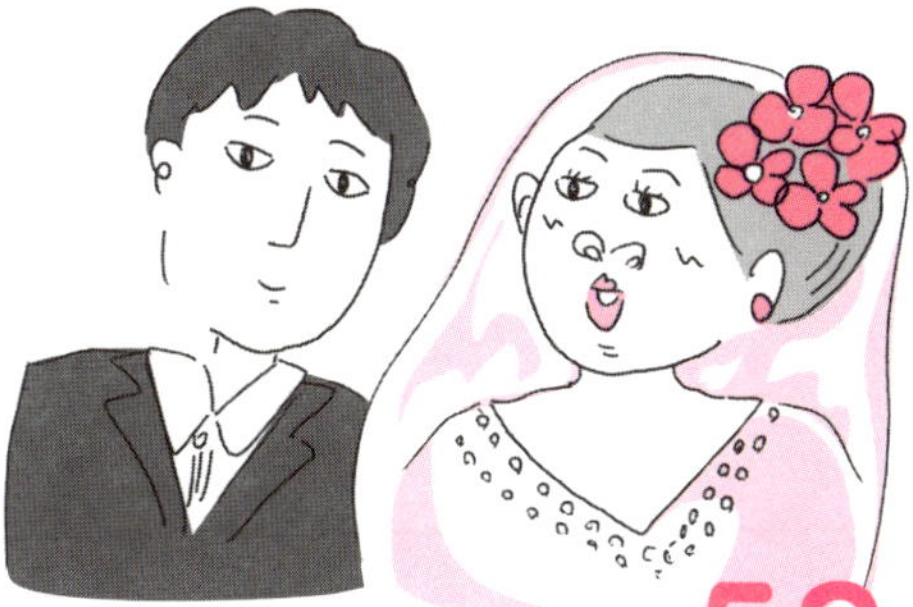

結婚

58kg

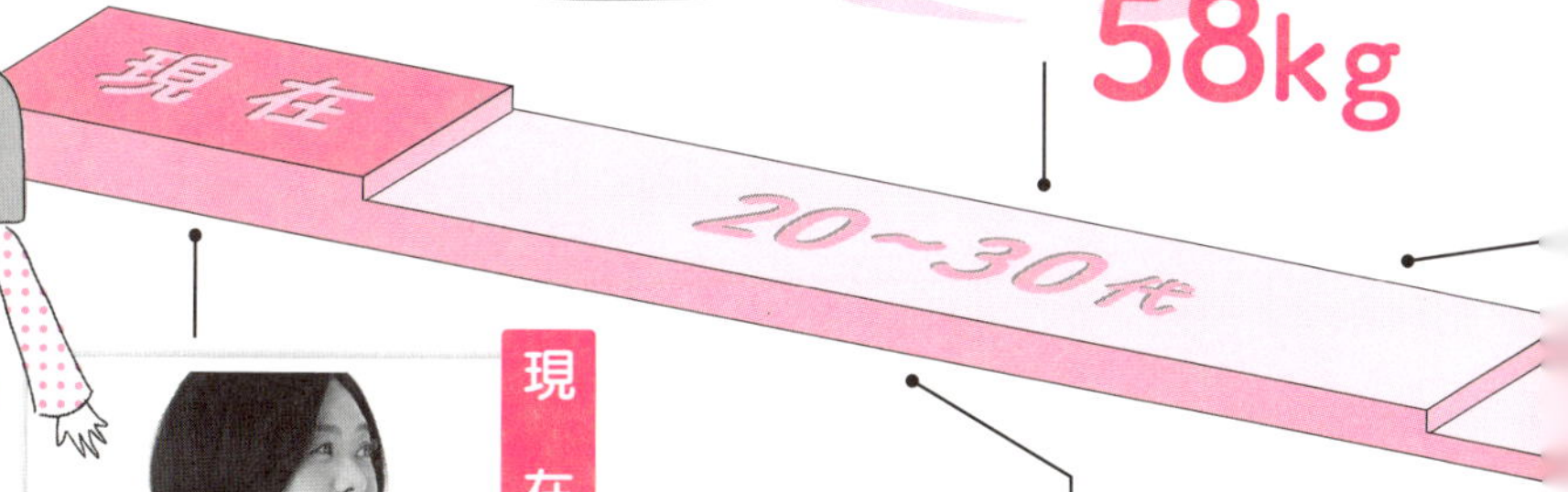

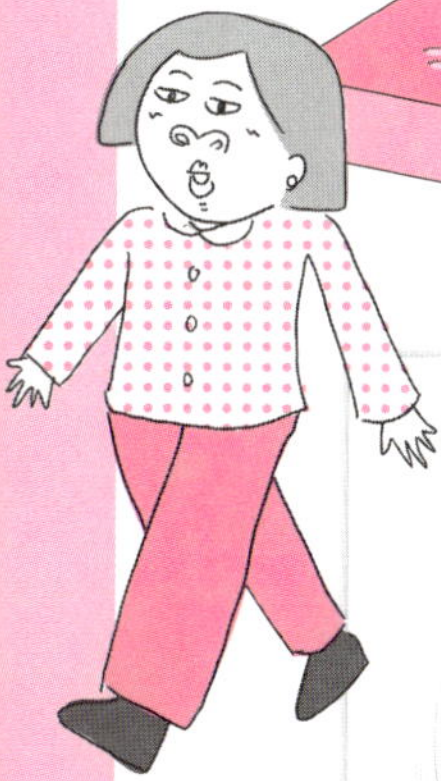

現在

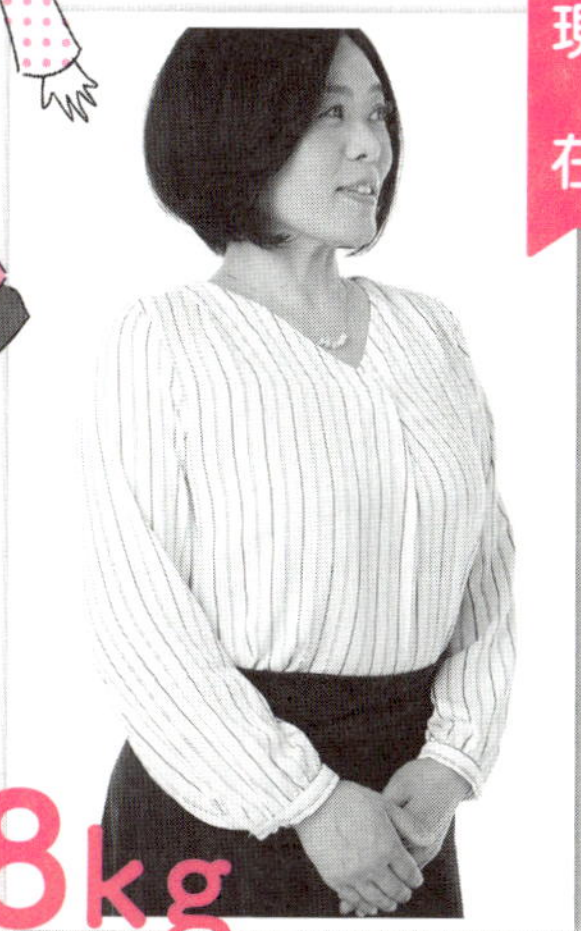

58kg

ゆる糖質制限ダイエットで 58kgまで減量成功。人生で初めてリバウンドもせず、体調もよくなり、人生が変わった！

出産後

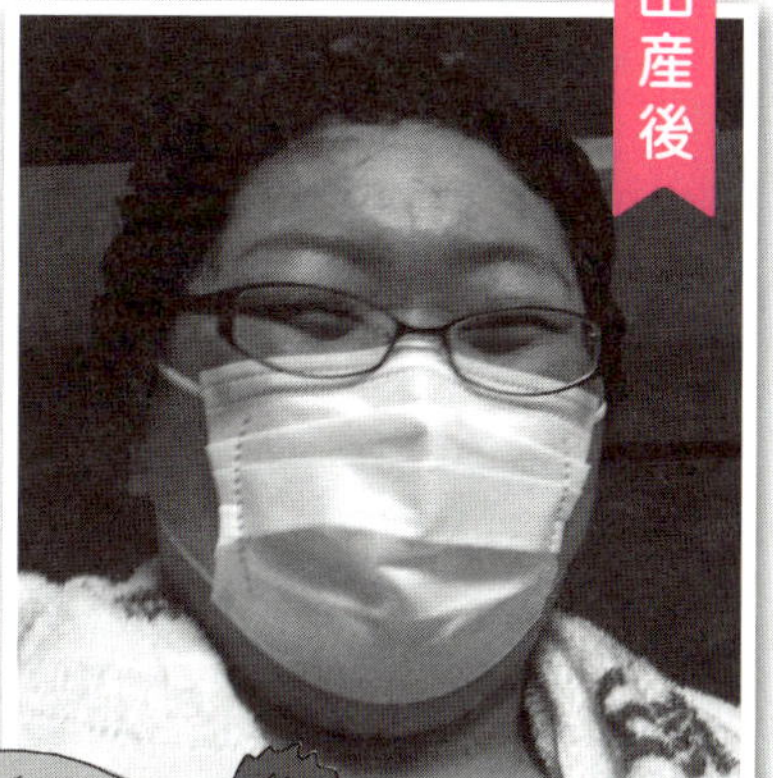

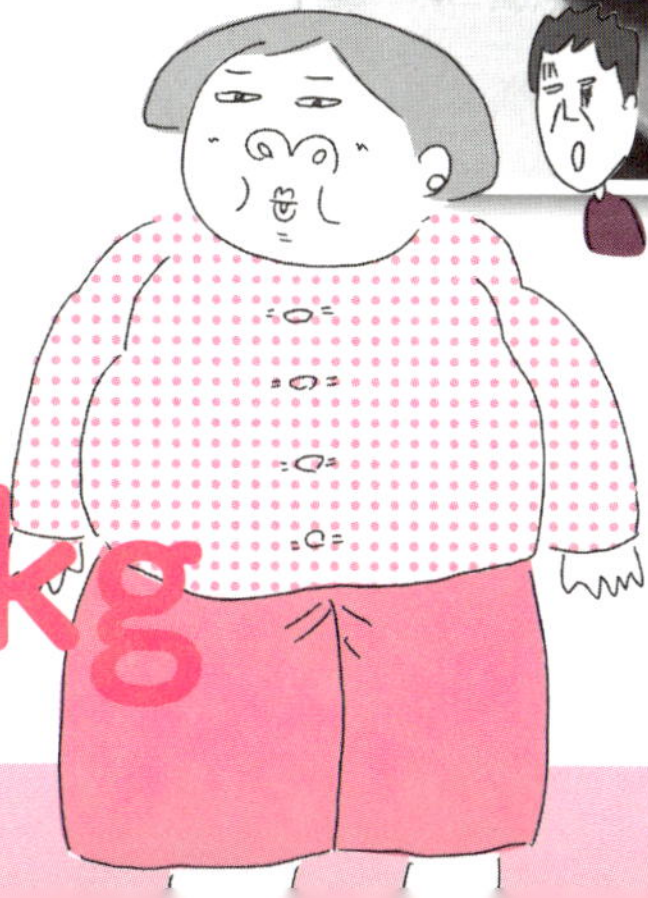

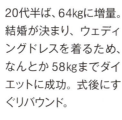

妊娠中に 20kg太り、産後に 15kg減ったが、体重が戻らないまま太り続け、ムダ食いをし、85kgまで巨デブ化。

MAX 85kg

こんな生活してました！

［デブだったときの、ある一日の食事内容］

朝6時 朝食

昨夜食べたものがまだお腹の中にあり、お腹が重く、体はだるく、毎日朝から不調だった。

MENU

- ご飯1膳
- 肉野菜炒め
- コーンスープ2杯
- 目玉焼き（醤油かけ）2個
- ソーセージ（1袋6本）にケチャップ＋マヨネーズ

味噌汁は家族には毎朝作っていたが、私は味噌に何の魅力も感じなかったので食べていなかった。

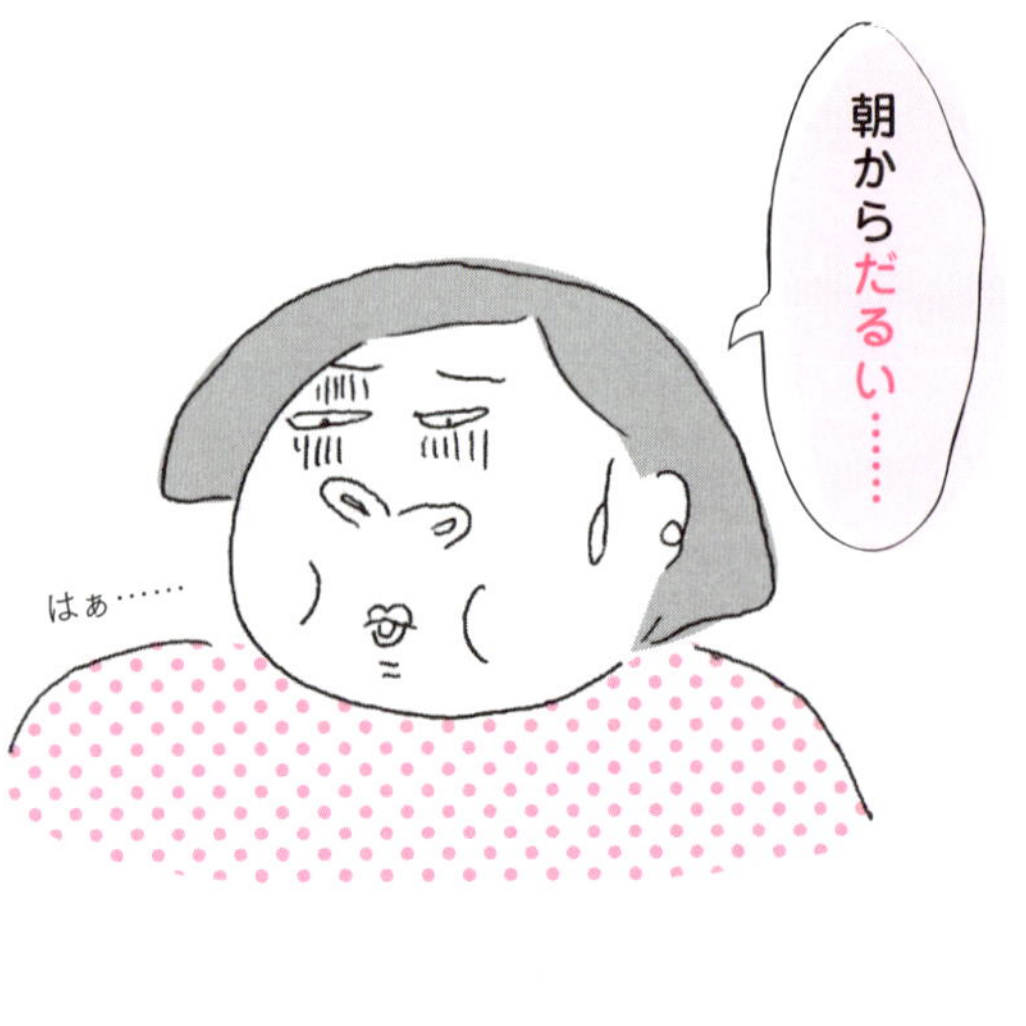

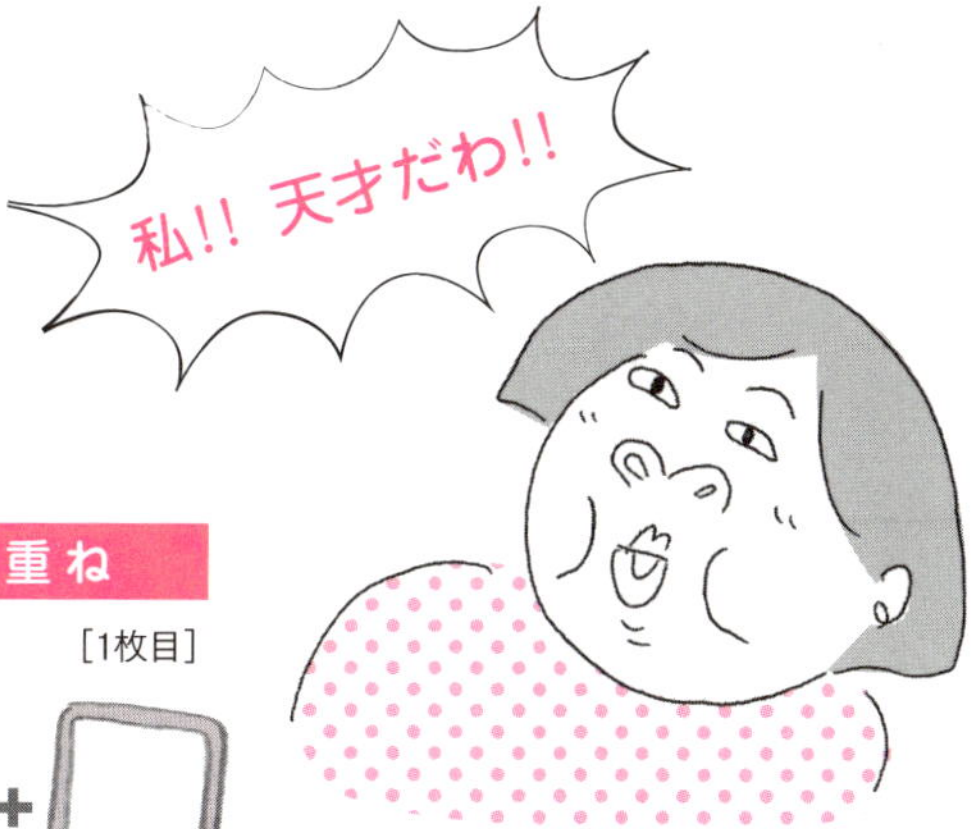
私!! 天才だわ!!

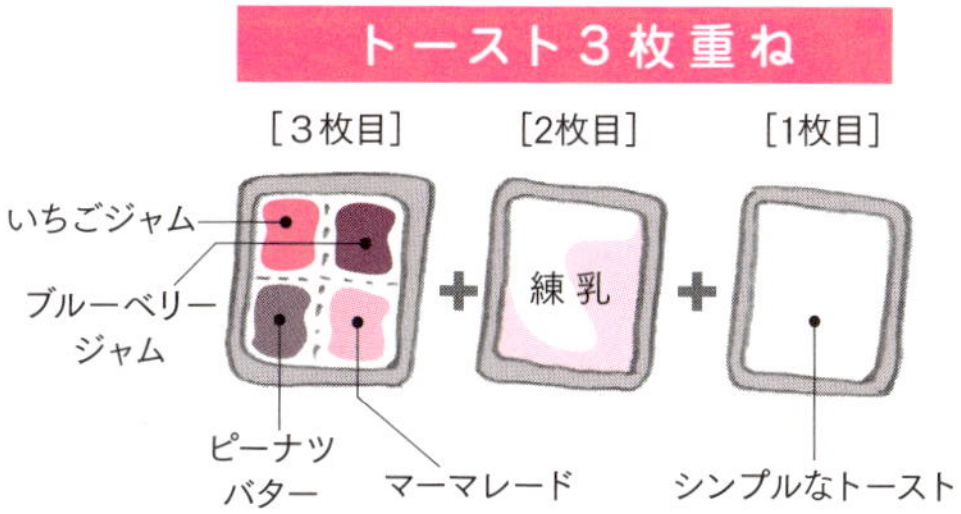
トースト3枚重ね
［3枚目］
［2枚目］
［1枚目］
いちごジャム
ブルーベリージャム
ピーナツバター
マーマレード
練乳
シンプルなトースト

8時少し前 2度目の朝食

子どもが学校に行った後に自分だけの朝食。

MENU

- **食パン1斤（8枚切り）**

1枚目はシンプルなトースト。2枚目は練乳をたっぷり垂らす。3枚目はいちごジャム、ブルーベリージャム、マーマレード、ピーナツバターを塗って3枚重ねたら、でかい口を開けて頬張るように食べていた。

- **朝一番のお決まりコーラ**
- **常備してあるお菓子（ポテトチップス、せんべい、かりんとう、薄焼きパイなど）**

9〜10時半頃 朝食後の間食

掃除機をかけたり、拭き掃除をしながら、チョコレートソースや練乳をかけたポテトチップスなどのスナック

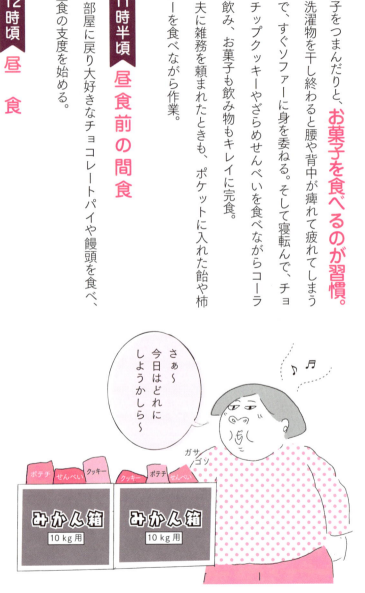

菓子をつまんだりと、**お菓子を食べるのが習慣。**

洗濯物を干し終わると腰や背中が痺れて疲れてしまうので、すぐソファーに身を委ねる。そして寝転んで、チョコチップクッキーやざらめせんべいを食べながらコーラを飲み、お菓子も飲み物もキレイに完食。

夫に雑務を頼まれたときも、ポケットに入れた飴や柿ピーを食べながら作業。

11時半頃 昼食前の間食

部屋に戻り大好きなチョコレートパイや饅頭を食べ、昼食の支度を始める。

12時頃 昼食

クラムチャウダーや**コーンスープ**が大好きで、お湯を注ぐだけの粉末スープをご飯の上にかけ、流し込むように食べるのがお気に入り。

よく食べていたおかずは肉の炒め物。品数は少なく、量をたくさん食べていた。

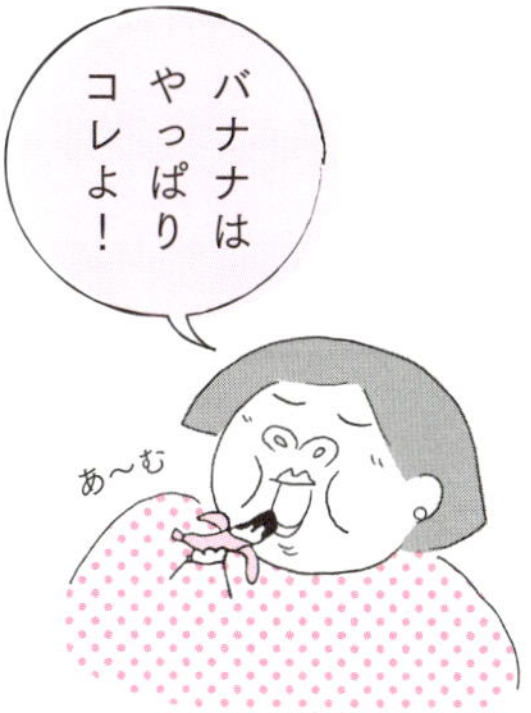

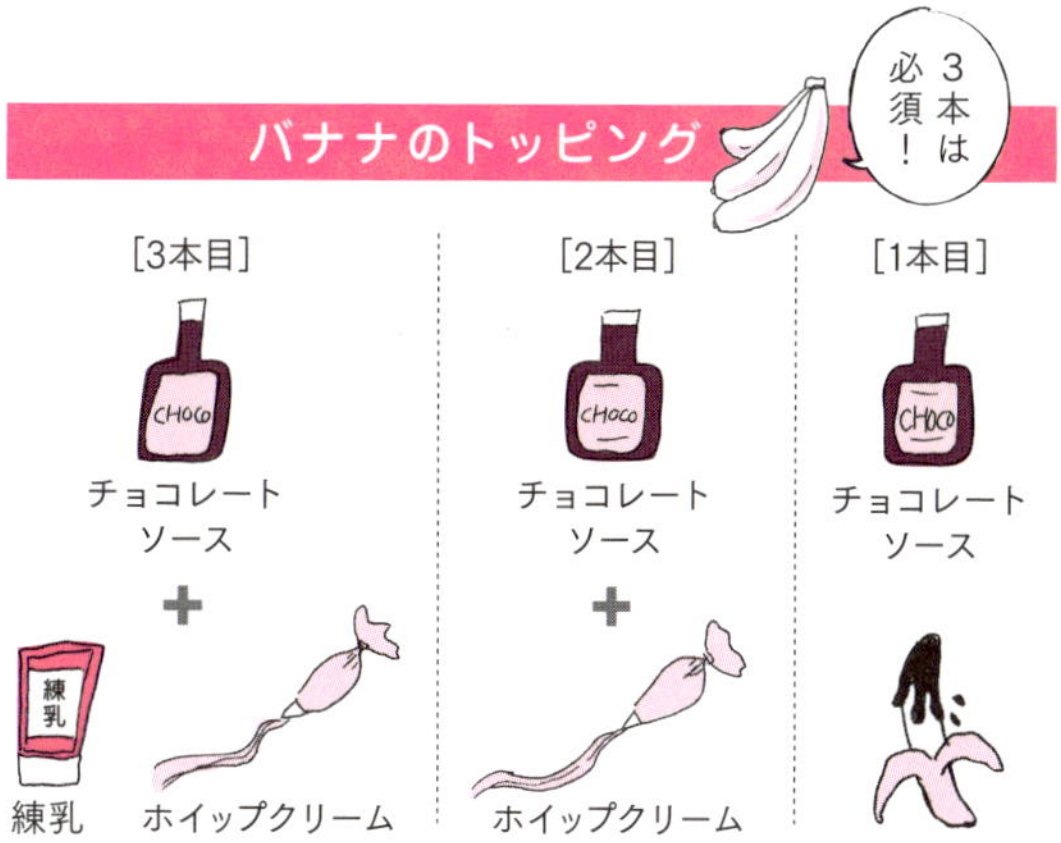

マカロニサラダも大好きで、いつも大量に作っていた。マカロニを一人で1袋食べてしまうので一度に3袋ゆで、残りは家族用の夕食に回す。

食後のデザートはバナナ。普通に食べても満足できないので、1本目はチョコレートソースがけ、2本目はチョコレートソース＆ホイップクリームがけ。これ、最高！　3本目はチョコレートソース＆ホイップクリーム＆練乳がけ。優しい甘さとコクにハマった。

午後　昼食後〜夕食前までずっと間食

ソファーに寝そべってワイドショーを見ながら、団子3種類計9本を一気に食べ、さらにシュークリーム、ふ菓子1袋を食べたところで、軽い胸焼けが発生。口直しにコーラかジンジャーエールを飲む。

その後、激しい睡魔がきて、そのまま寝る。しばらく寝ると、グォッ!!!という自分の変な音（いびき?）で目

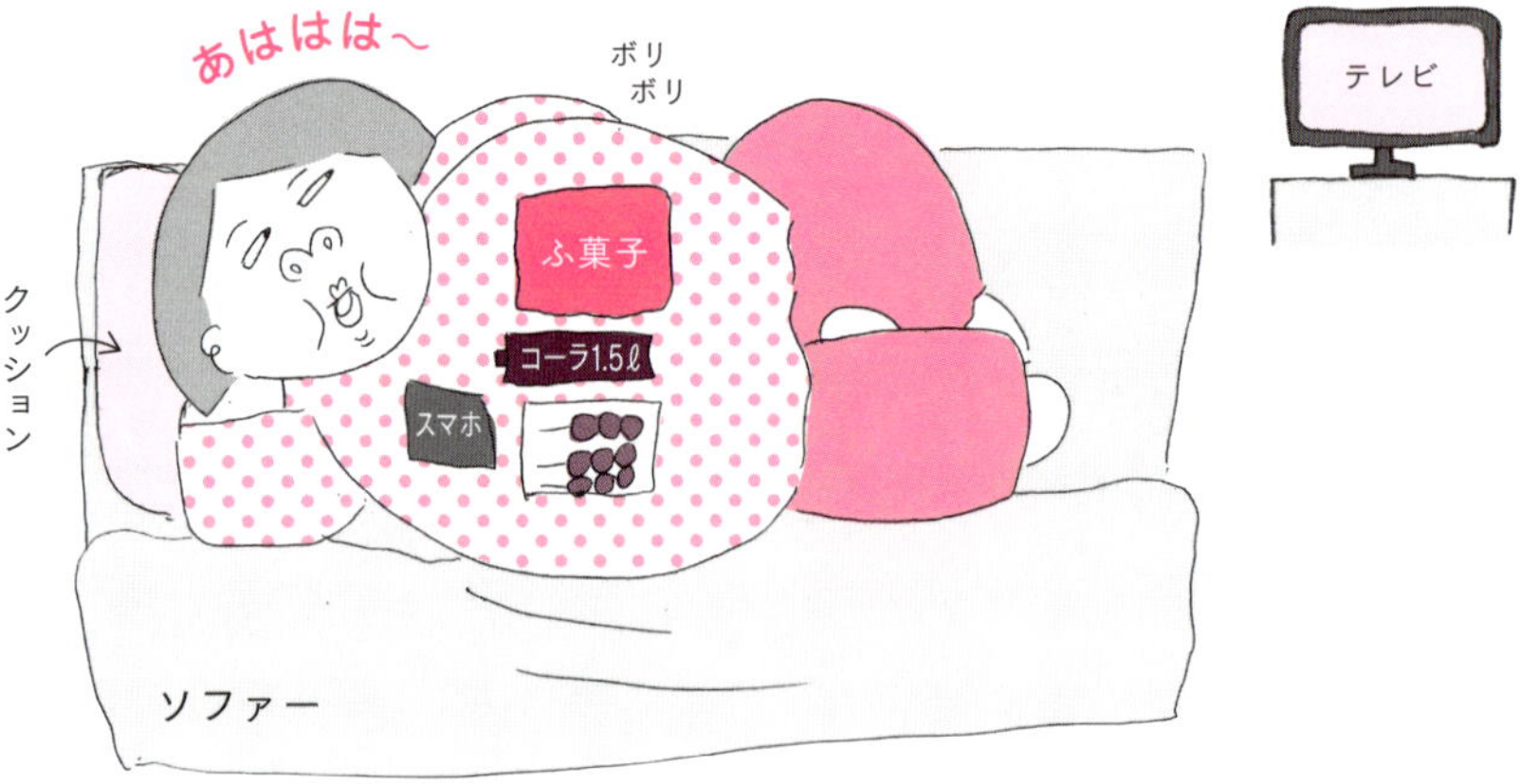

が覚める。そしてまたお菓子を取りにいき、左手にはスナック菓子と、菓子パン（マーガリン&あずき入りコッペパン）、右手には炭酸飲料とアイス1箱を持ち、再びソファーに寝転んですべて完食。

夫に叱られて雑務を渋々するものの、肥満になればなるほど体の不調が増えて1時間と続かず、腰痛や背中痛、肩こり、首こりと不調だらけで動けなくなり、逆に食べる時間はどんどん長くなっていった。

18時頃 夕食

きりたんぽやすいとん、おでんなどの練り物や粉物が大好きだった。

鍋物は作るのが楽！　洗い物も少ない！　10人前用の鍋一つで済み、これが大活躍。

家族が食べ終わっても私はさらに白米を入れて、鍋の中身がなくなるまでひたすら食べていた。のどの奥にうどんや白米があるのがわかるほど息が詰まってきたところで、やっと私の夕飯は終了（それでも満腹感はない）。

23時頃 夜食

家族が寝静まると、私一人の至福の夜食タイム。

MENU

- 5種類の**メロンパン5個**
- **冷凍ちゃんぽん＋冷やご飯**投入
- **ポテトチップス練乳がけ、ざらめせんべい、季節限定のお菓子**
- **ホイップクリーム直飲み**
- **アイス1箱**

1時頃 就寝

息が詰まるまで食べたところで、布団に入り、すぐ寝る→グォッ!!!という自分の変な音に目覚める→また寝る……の繰り返し。これが私がデブだった頃の日常。

今思えば、完全な糖質中毒でした。

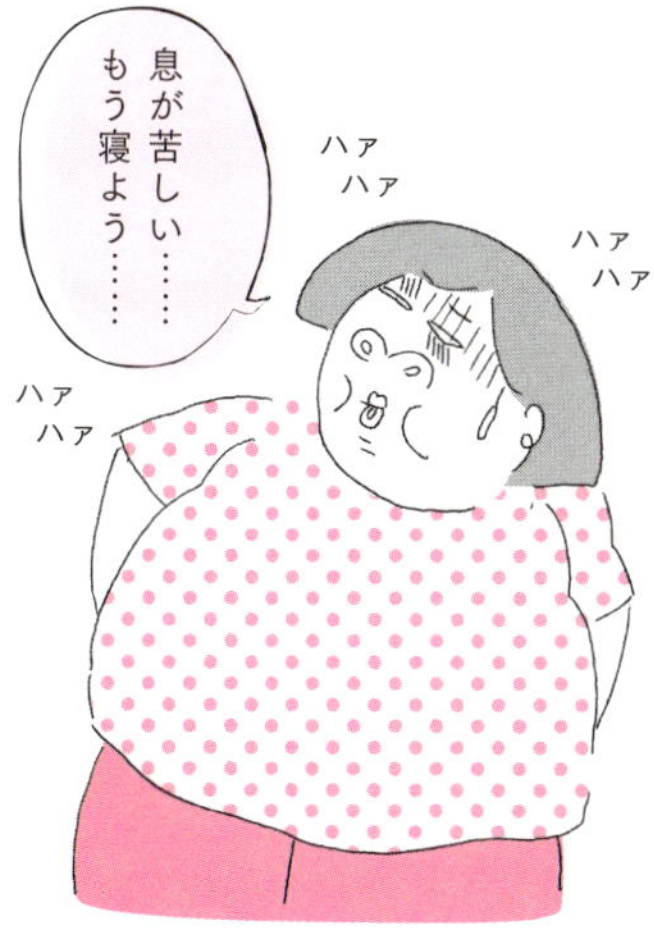
息が苦しい……もう寝よう……
ハァハァ
ハァハァ
ハァハァ

私のデブあるある

筋金入りの〝デブのプロ〟だった私のデブあるあるをご紹介。共感していただける人もいるかも!?

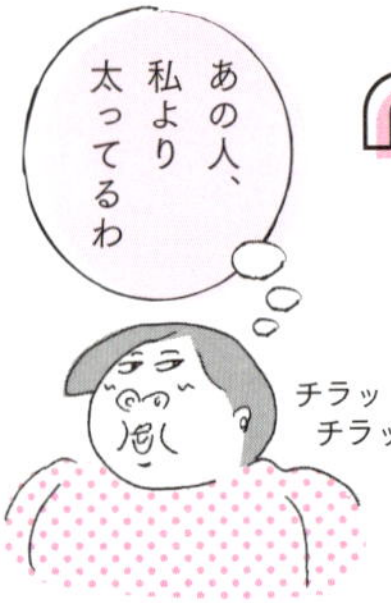
あの人、私より太ってるわ
チラッ チラッ

『デブを見ると安心する』

だから私はまだ大丈夫!

『冬でも薄着』

寒さに強いので基本薄着。薄着をすると少しやせて見えると思っている。

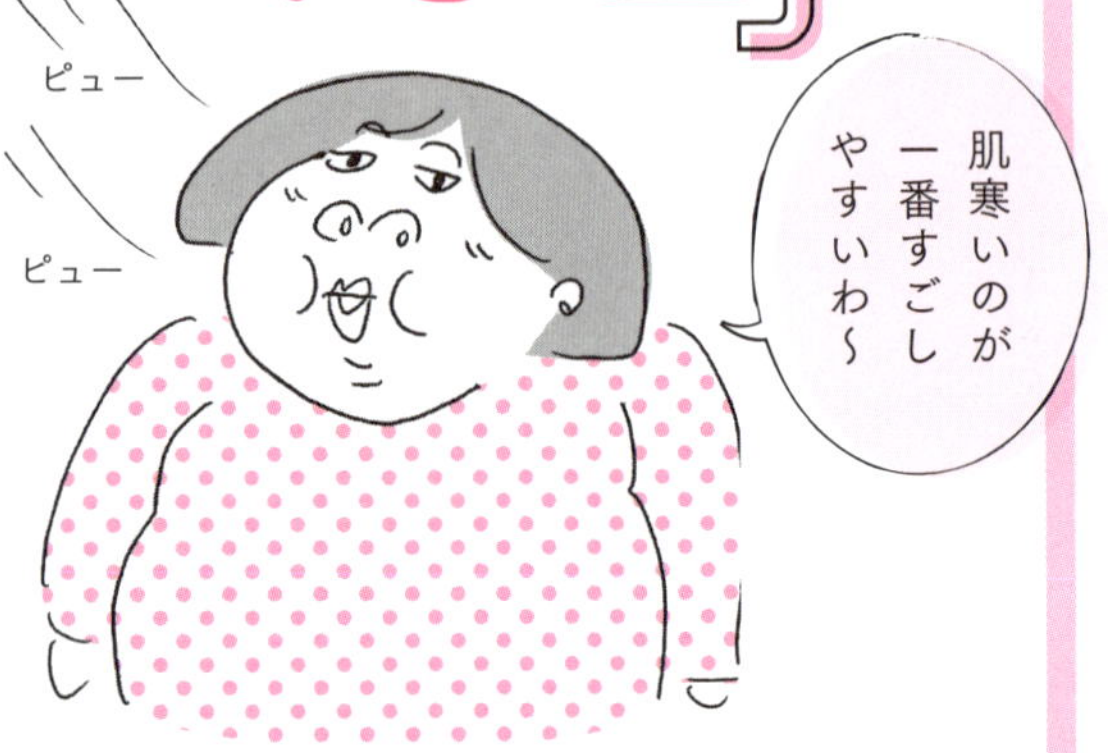
ピュー
ピュー
肌寒いのが一番すごしやすいわ〜

『ダイエットを決心しても都合よく忘れる』

腰を痛め病院で注射。「絶対ダイエットする!　この痛みを忘れたらいけない!」と決心するのだが注射が効いて腰が楽になると、「痛くなっても注射があるからまだ大丈夫」と本気で思っていた。

『背中がかけない』

手が届かないから、壁や柱に背中をこすりつけてかく。

「正月が待ち遠しい」

普段食べられないご馳走を堂々と食べられる特別な日。

「できれば部屋から出たくない」

とにかくだるい。常に眠い。
テレビとスマホが友達。

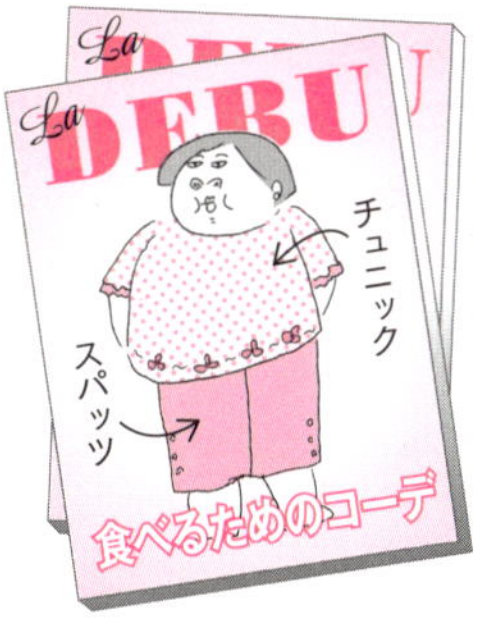

「服装はだいたいチュニック×スパッツ」

チュニックはお尻もお腹も隠れる。いくら食べても余裕があるので最適。ズボンは伸縮性のあるスパッツ。100%ゴムウエスト。

「バイキングが大好き。競争心が強く、なぜか張り合う」

ケーキバイキングで友人が29個食べたので、30個無理して食べた。ケーキのおいしさより、1個でも多く食べないと損！　元をとらないと損！　損！　と思っていた。さすがに気分が悪くなり、友人と私は青い顔をして無言で帰った。

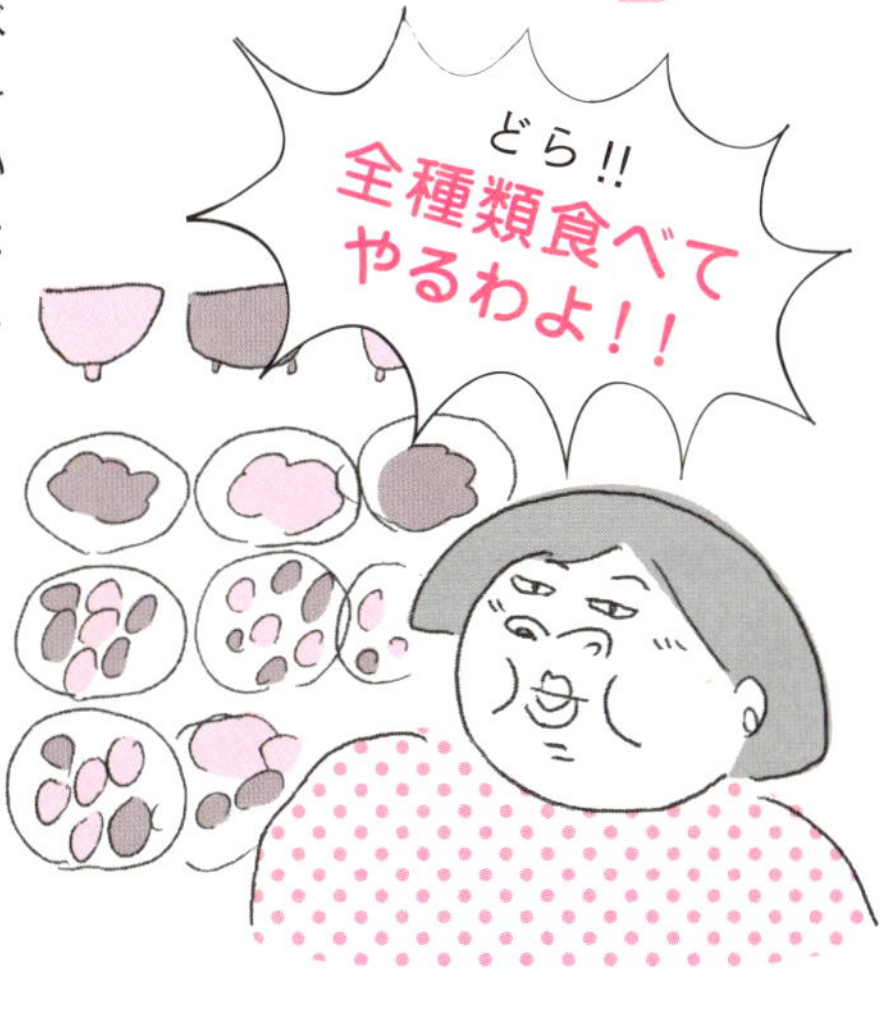

「足の爪を切るのがつらい」

お腹が邪魔で届かない。
息を止めないと切れない。

「床に落ちたものは足で取る」

お腹が出すぎてかがめないので、足の指でつまんで、素早く上に投げてキャッチ。

「居場所はソファー」

椅子に座ると腰が重くなりつらくなる。ソファーで横になり、食べながらテレビを見るのが当たり前。

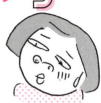

「よくつまずく」

お腹で足元が見えない。階段の下りも怖い。

「しゃがむと「うー」と声が漏れる」

しゃがむとお腹の肉に圧迫されて息ができない。立ち上がるときは片膝をついて、何かにつかまりながら立ち上がる。

「テレビで「ダイエットにいい」と紹介された食品を次の日買いにいく」

なければ何軒もスーパーを必死にハシゴする。そして数回しか食べずに、その食品を無駄にする。

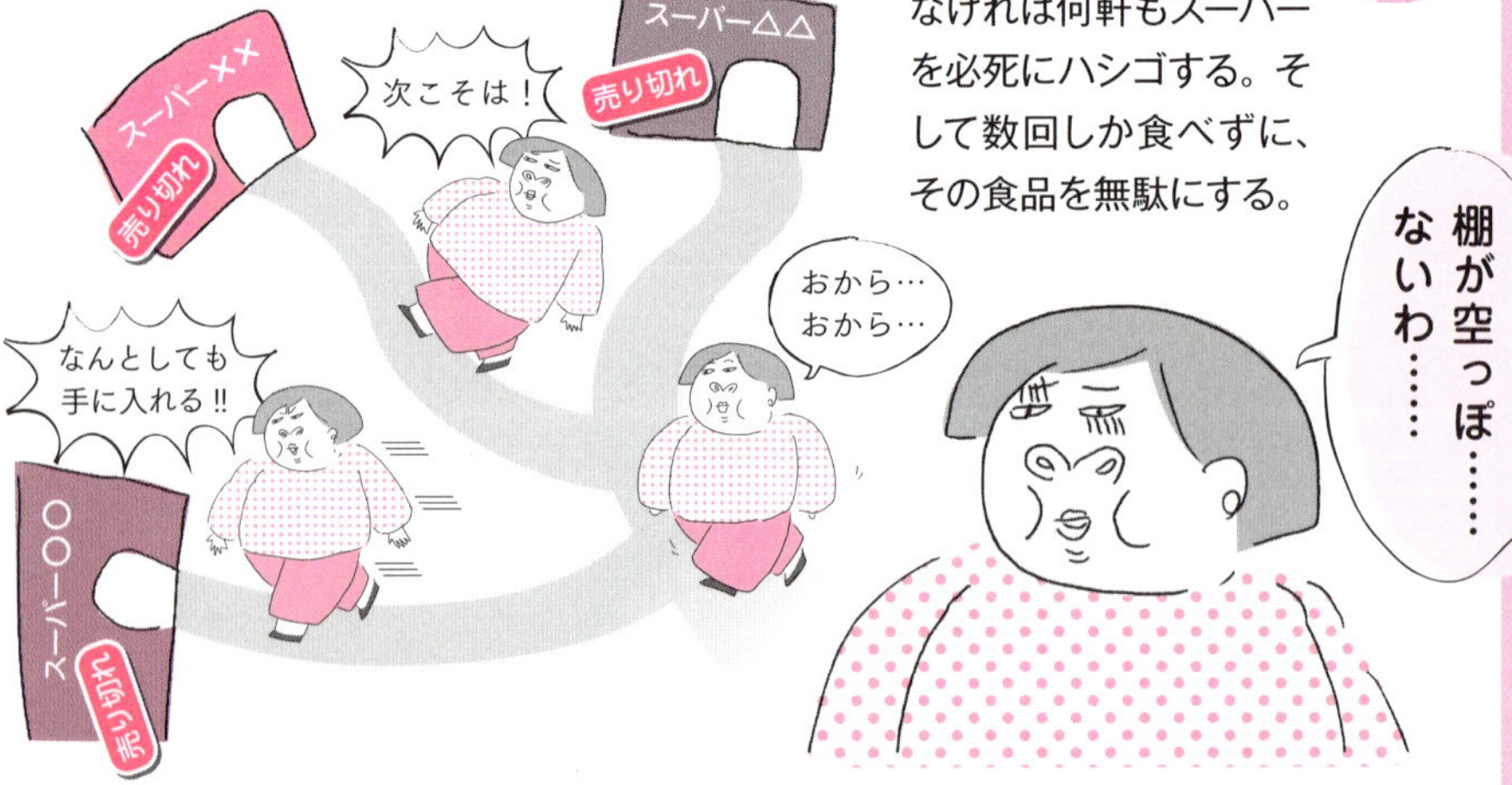

スーパー××
売り切れ
次こそは！
スーパー△△
売り切れ
なんとしても手に入れる!!
スーパー○○
売り切れ
おから…おから…
棚が空っぽ……ないわ……

「自分の写真を撮らない&撮らせない」

どうしてものときは加工する。加工済みしか人に見せない！

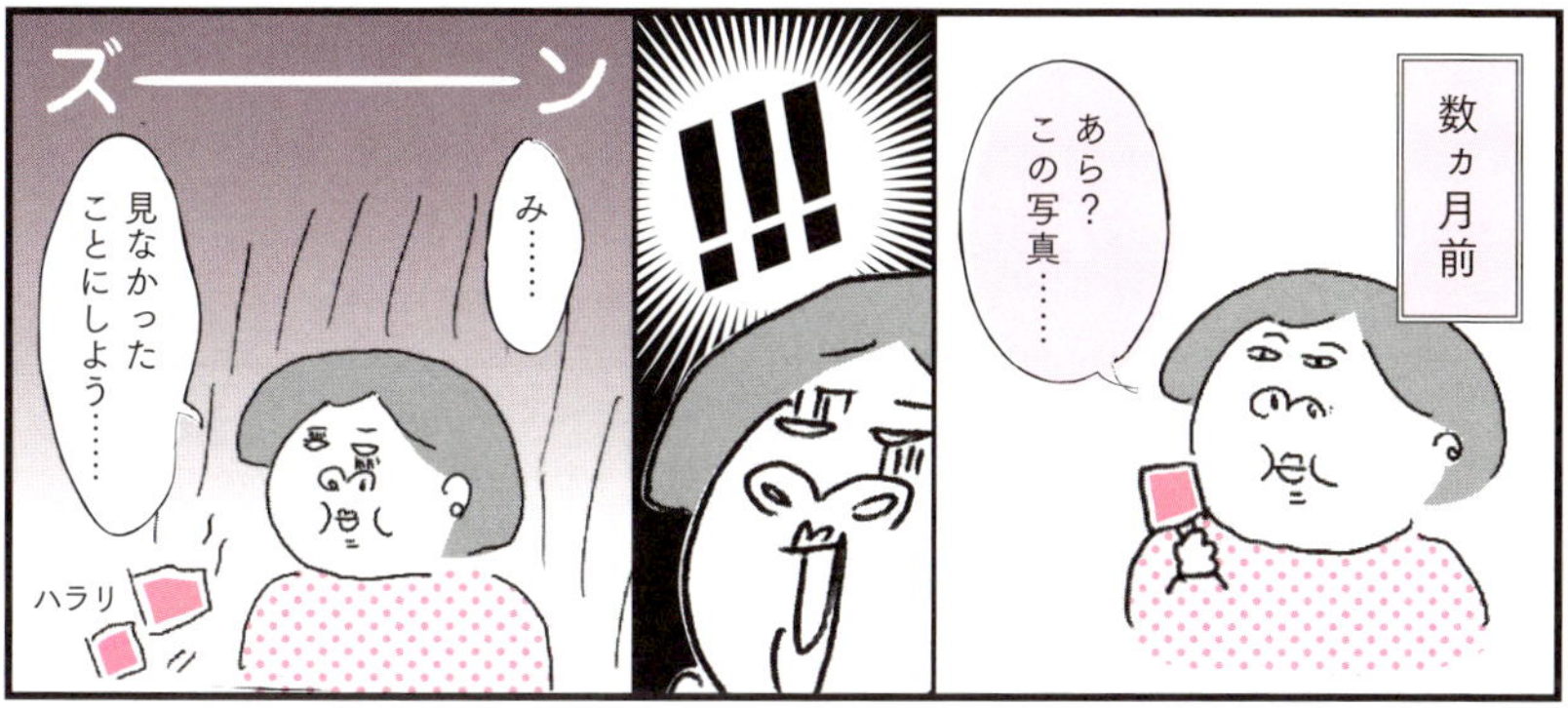
数ヵ月前
あら？この写真……
!!!!
ズーーーーン
み……
見なかったことにしよう……
ハラリ

「脚が組めない。座るときに膝が開いている」

太ももが重ならないので、足首同士をひっかけるだけ。

「正座ができない。正座すると一人だけ座高が高い」

脚の肉が厚すぎて折りたためない。正座するとまわりの人のつむじが見える。

「うつぶせに寝るのがつらい」

お腹の肉の問題。妊婦さんと同じ。

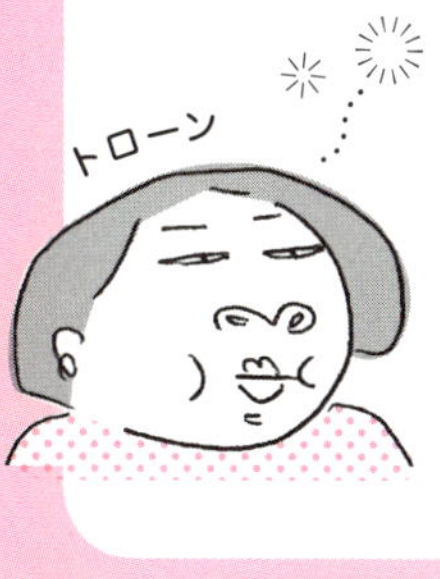
トローン

「こたつが大好き♡」

こたつと一体化したい。こたつでアイスを食べたい。寝ながら食べたい。

「高速道路のサービスエリアが大好き！」

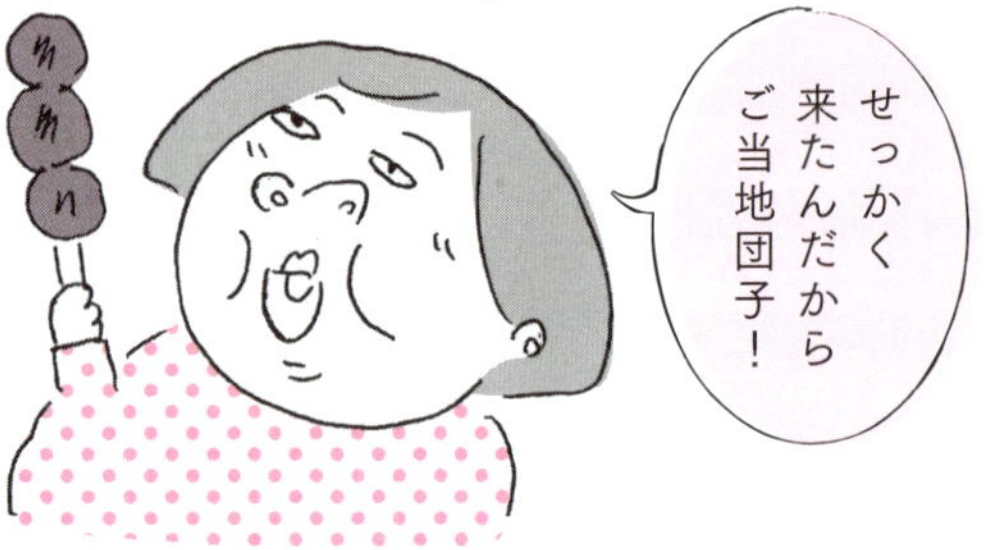
せっかく来たんだからご当地団子！

団子、クレープ、おやき、ソフトクリーム、ご当地の甘いものにテンションが上がる。

「酢の物が苦手、というか食べたことがない」

まったく魅力を感じない。酢の物は食べたことがなかったし、酸っぱいものなんて食べたいと思わない。

「便座に座るとミシミシ鳴る」

だから軽く前かがみになって座る。

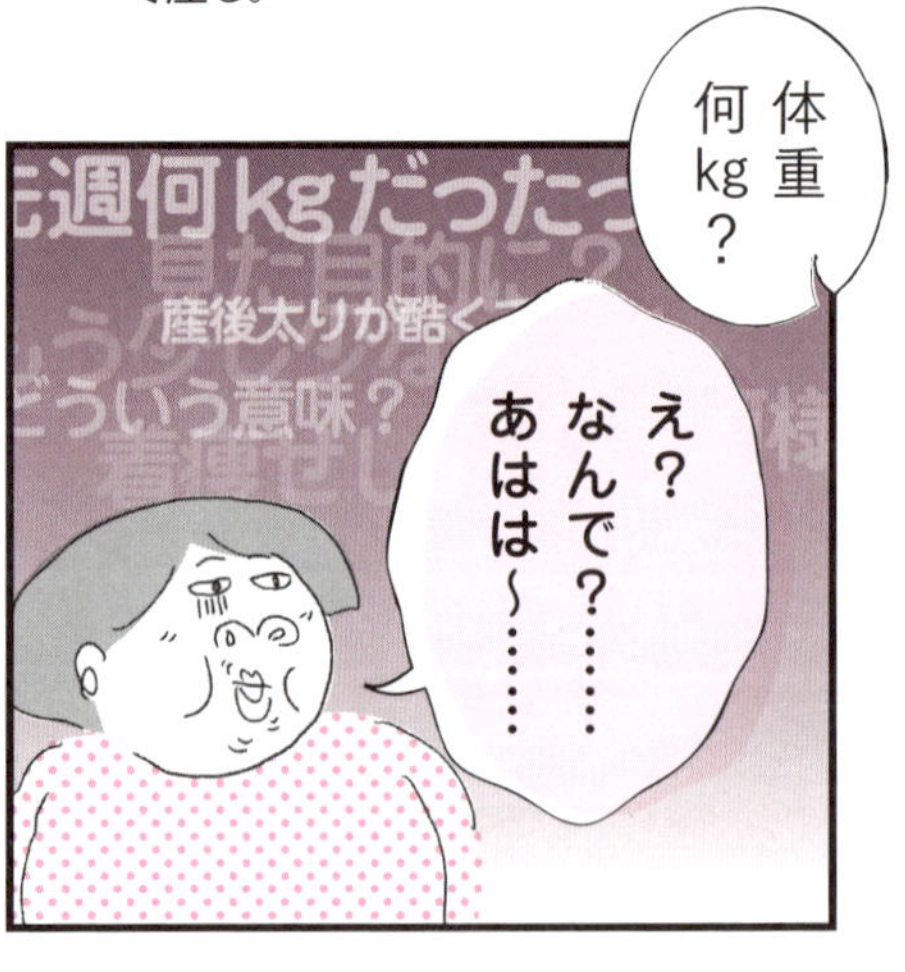
体重何kg？
え？なんで？……あはは〜……

「体重を聞かれたら「なんで？」と答える」

そして頭の中で何kgならごまかせるか必死に考える。医者に聞かれたら10kgはサバを読む。

「ソフトクリームが大好き」

寒かろうが何だろうが食べる。カップアイスは損した気分。ソフトクリームをコーンの奥に舌で器用に押し込んで、最後までコーンとソフトクリームを一緒に食べる。

「1個だけは買わない」

初めて見たおいしそうなものは必ず2個以上買う。おいしかったらその日のうちにまた食べたいし、買いにいってなかったらショックだから。

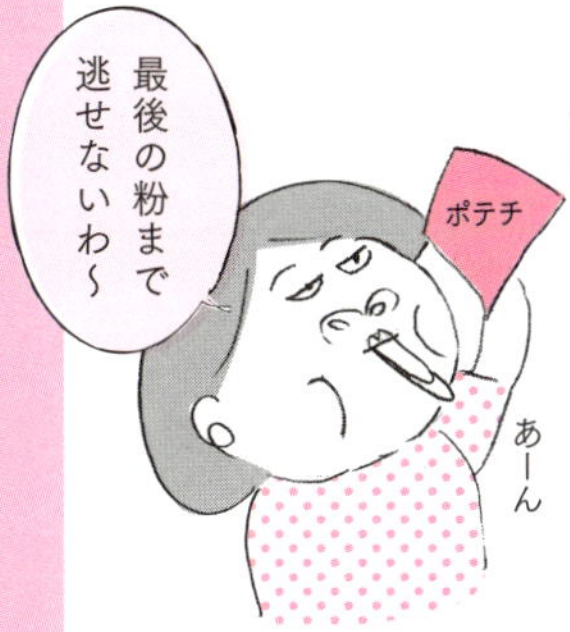

最後の粉まで逃せないわ～
ポテチ
あーん

「お菓子は必ず1袋全部食べる」

残す、後で食べるという発想は1ミリもない。最後は袋を口につけて飲み干す。

「夏に弱く、冬に強い」

肉厚なので寒さには強いが、夏は地獄。

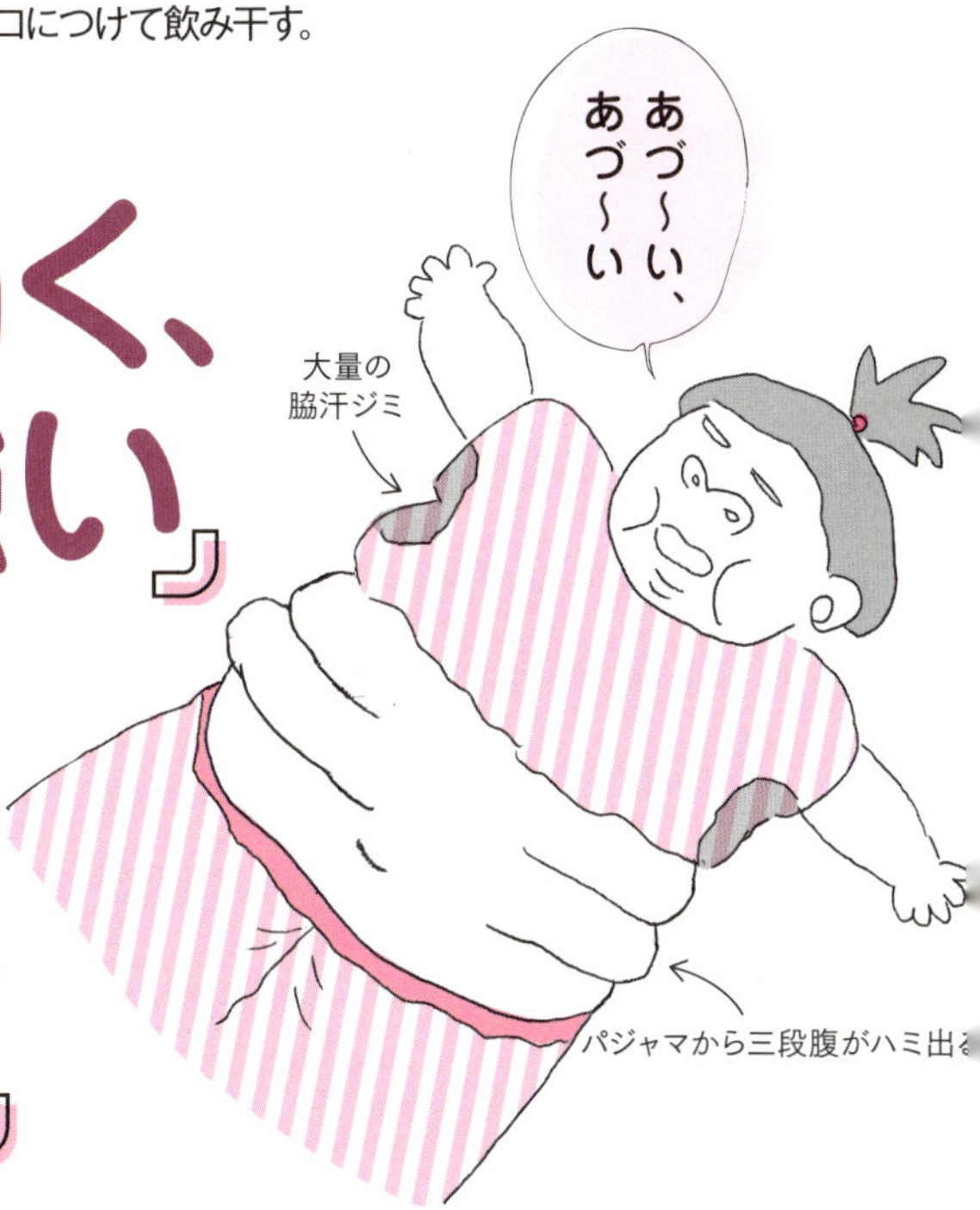

あづ～い、あづ～い
大量の脇汗ジミ
パジャマから三段腹がハミ出る

「シュワシュワの炭酸ジュースが大好き」

のどに刺激があって最高！

「空腹を知らない」

寝ているとき以外は常に食べている。空腹になる前に食べているので、実は空腹を感じたことがない。

「食事中箸を置かない」

口に入れながら次の獲物を目でハンティング。すぐに箸をのばす。何か食べながら次に食べるものを自然に目で探すハンター！　基本、早食い。

「甘いものを食べたら塩気が欲しくなり、せんべいを食べる」

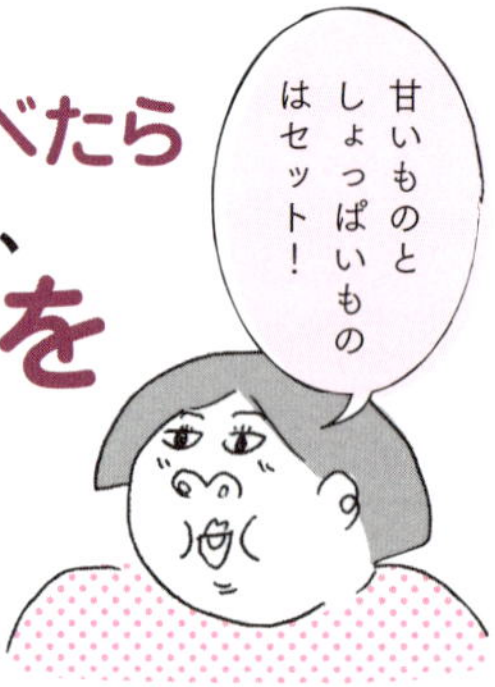
甘いものとしょっぱいものはセット！

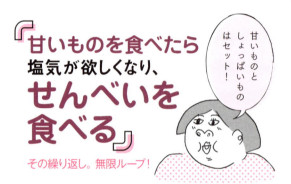

その繰り返し。無限ループ！

「「あんかけ」が大好き」

とろっとしていて、のどごしがよい食べ物が大好物。家には必ず片栗粉を常備していた。一気にたくさん食べられる「丼物」も好きだから、中華丼なんて最高！

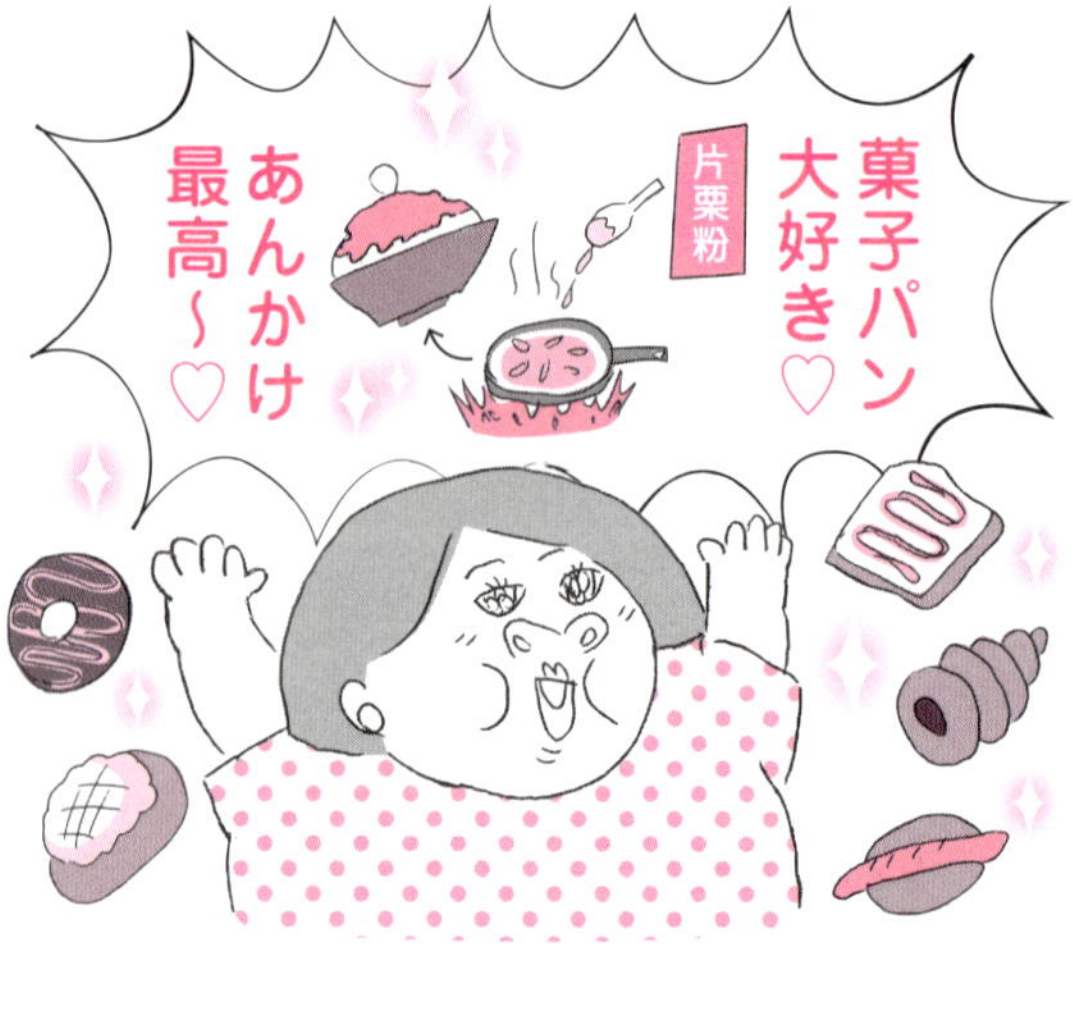
菓子パン大好き♡
片栗粉
あんかけ最高〜♡

「菓子パンがとにかく大大大好き!!」

パンコーナーのパンはすべて味がわかる。いろんな種類があって新商品がどんどん出るのが魅力。安い！

「人前ではあまり食べない」

デブなのに少食と思われたい（精一杯の見栄）。自宅に着いたらその分までしっかり食べまくる。

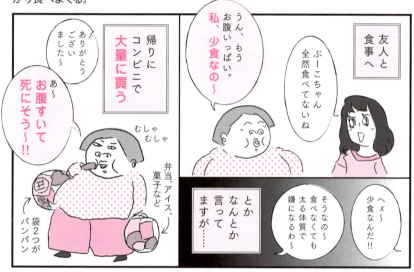

「胃腸が異常に強い」

いくら食べても下痢もしなければ吐きもしない。胃痛もしないからどんどん食べられる。

「トイレが近い、回数が多い」

食べた分、出る。トイレに入るときにドアの開け閉めが大変。体が挟まる。間に合わずちびる……。

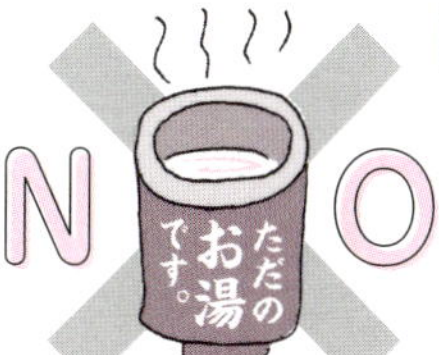

「白湯が嫌い」

味がない！　まずい！　ちびちびしか飲めないから温かい飲み物は興味なし。コーヒー、紅茶もホットは頼んだことない。

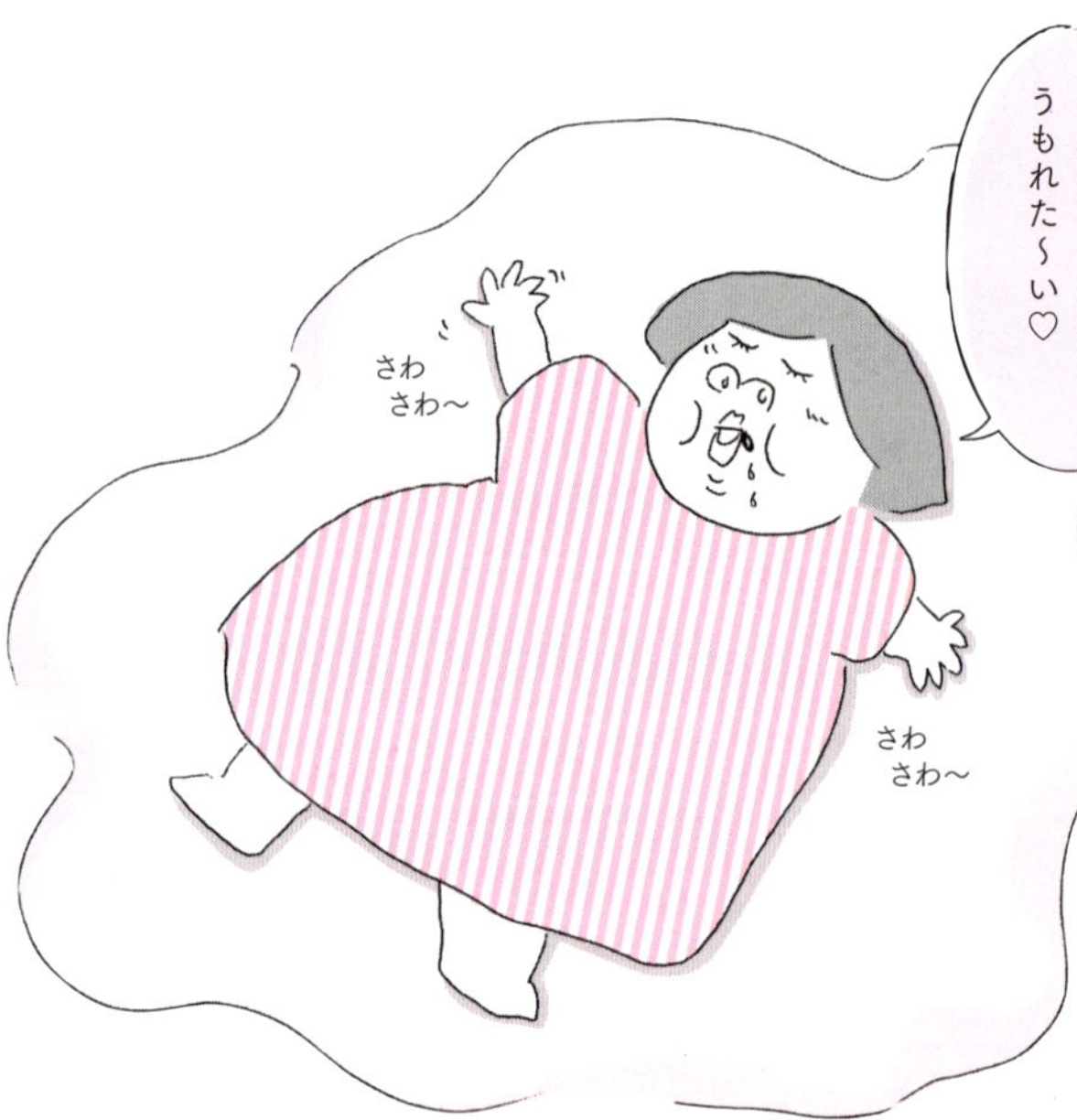
ホイップクリームにうもれた〜い♡
さわさわ〜
さわさわ〜

第2章

こんな私でも こうしたら やせられた！

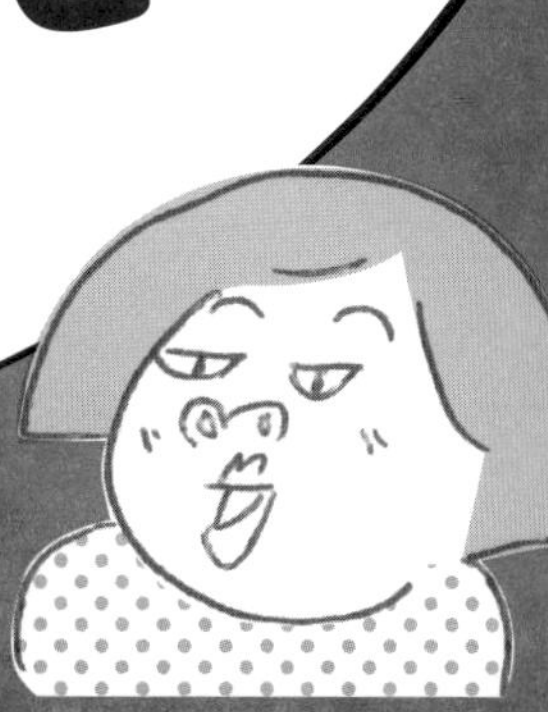

巨デブだった私でもリバウンドなしにやせられた方法をご紹介します。無理な我慢はいりません！

私がダイエットを始めたきっかけ

忘れもしない2016年11月14日。朝起きてトイレに行こうと起き上がろうとしたら……。今までに感じたことがない違和感、気持ち悪さ。体内で何か怖いことが起きそうな、腰から背中に爆弾を背負っている感覚。壁に手をつきながら一歩一歩トイレに向かったけれど、ちょっとした振動で爆弾がドカンといきそうな恐怖感がありました。その後、布団に戻ってからは動けず、さすがの私も何も食べられないほど絶不調。

これはもうだめだ。太りすぎて体が限界なんだ！

SOS信号だ！　このままでは死ぬ！
今まで食べたいだけ食べていたから体

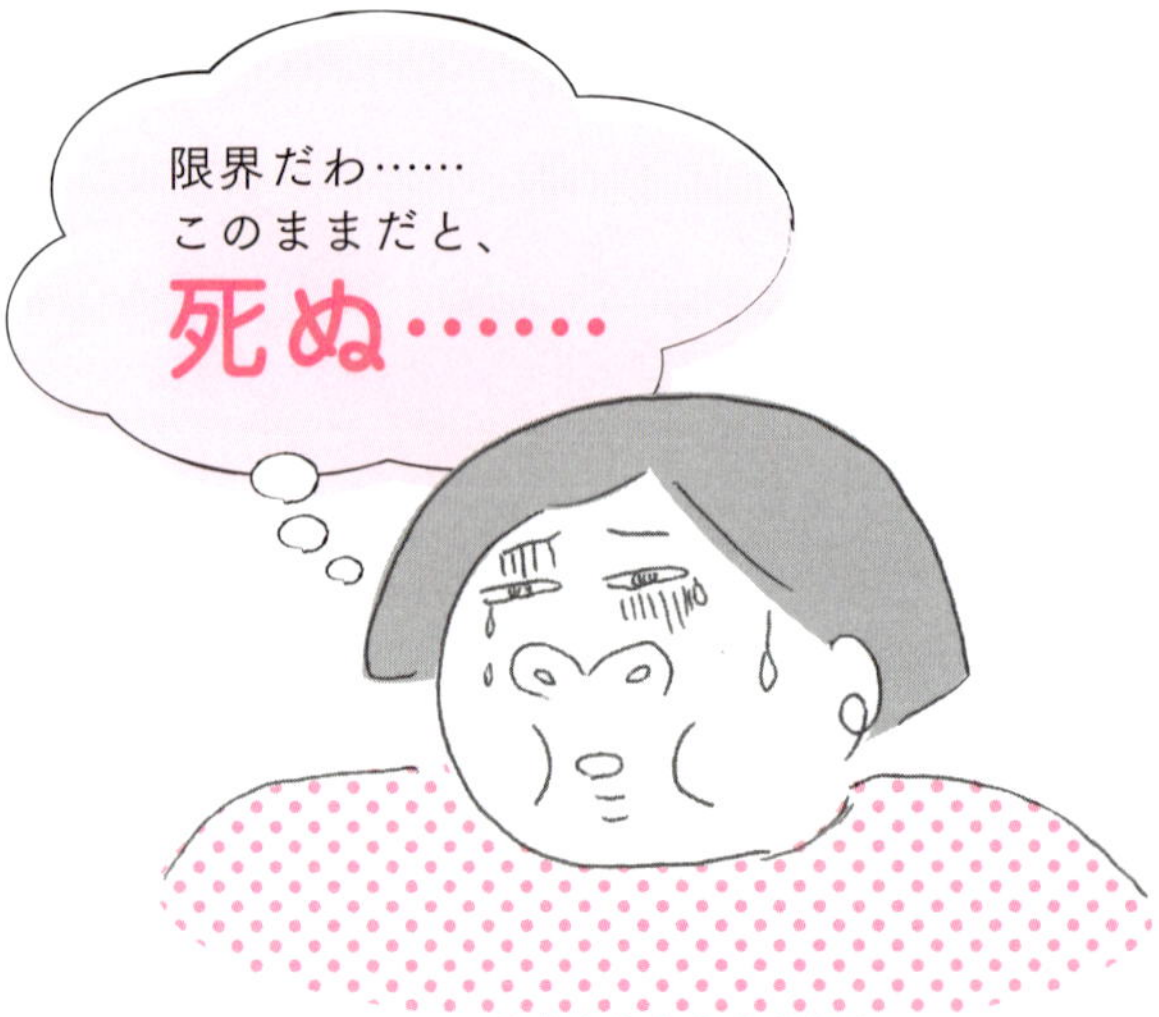
限界だわ……
このままだと、
死ぬ……

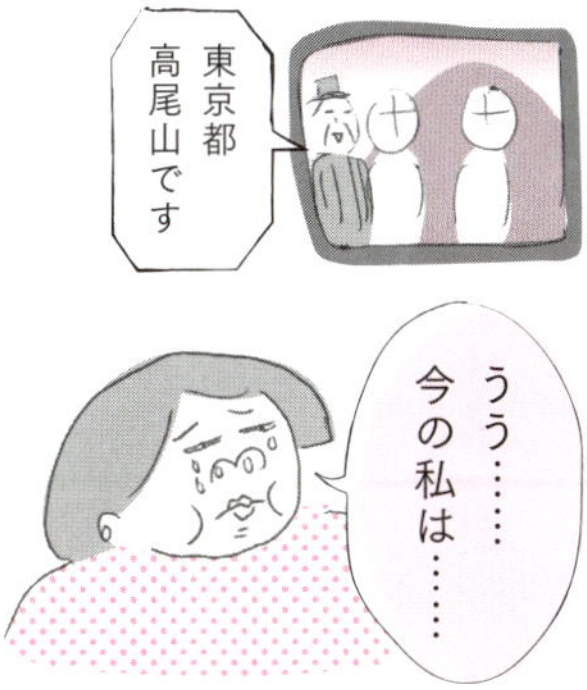
東京都
高尾山です
うう……
今の私は……

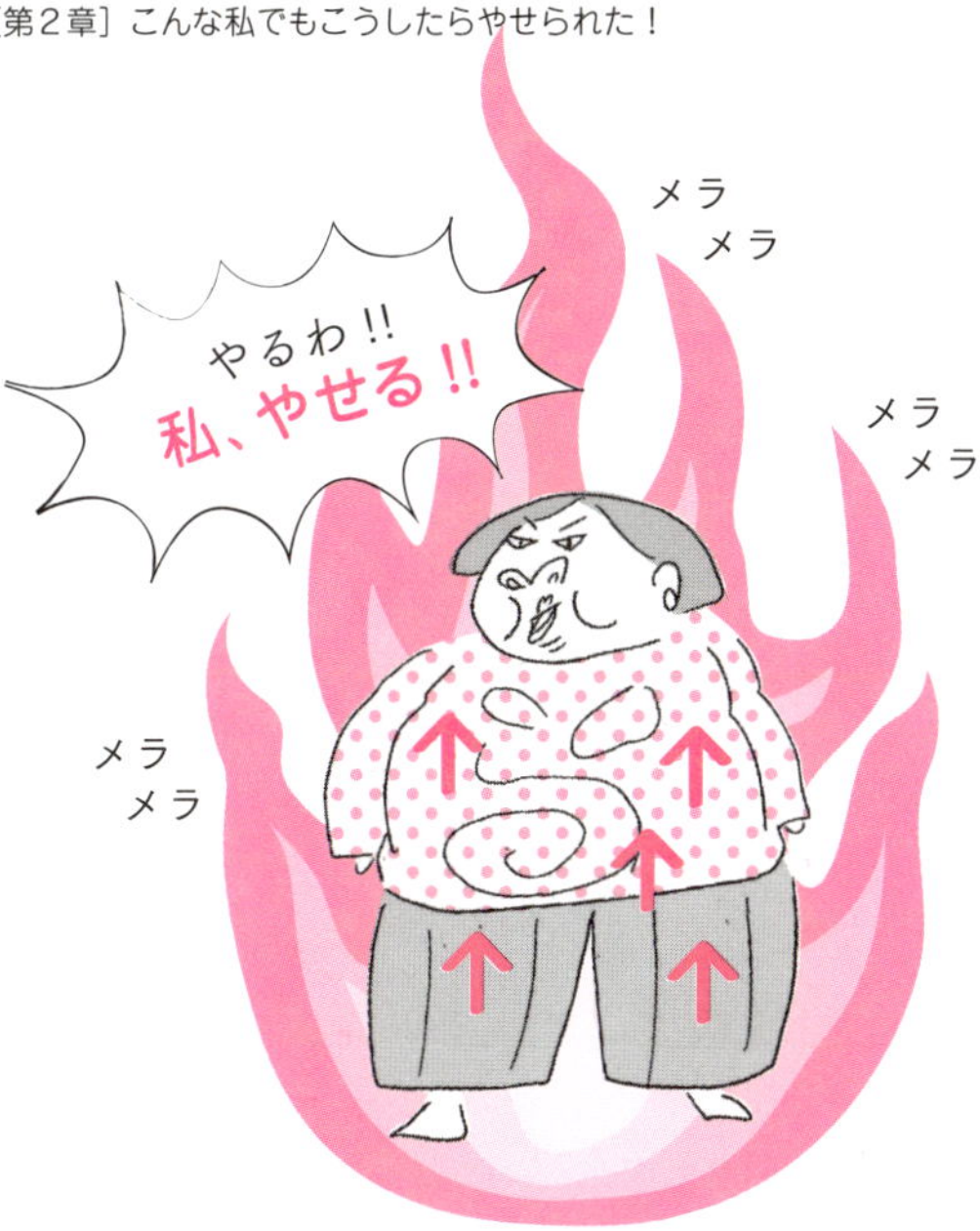
やるわ!!
私、やせる!!
メラ
メラ
メラ
メラ
メラ
メラ

が悲鳴を上げているんだ！　私、何でこんなふうになってしまったのだろう……。

そしてしばらく横になってから居間に行くと、夫が見ていたテレビに、高尾山の美しい紅葉と、70歳は超えているであろう方々が、リュックを背負い長い階段を登っている姿が映っていました。その方々はみんないい表情で、健康！　元気！　肌ツヤよし！　と、とてもキラキラして見えました。こんなに高齢の方が山で長い階段を登っているのに、今の私はこの山にも階段にも登れない……。　自分と比較し涙が止まりませんでした。同時に、メラメラと熱い思いが込み上げ、体内の臓器や血液、血管までがマグマのように燃え上がる感じがしました。

私やるわ！　私、やせる！　やってみせる！　ダイエットするわ!!!

これは私の体が求めていることなんだと強く感じました。そして翌日からダイエットを始めたのです。

友人のすすめで始めた「ゆる糖質制限」ダイエット

ダイエットを決意し、昔からの友人のチェブ（チェブラーシカ似なのでチェブ）にそれを熱く話したら、「やっとその気になったんだね！　私はうれしい！」と本気で喜んでくれました。そして**「ぶーこは糖質のとりすぎで太っているから、絶対にゆる糖質制限ダイエットがおすすめ！　私に任せて！」**と言いました。チェブは、健康医療メディアの仕事をしているので、ダイエット情報にも詳しかったのです。

ただ、そんなふうに言われるのは実は嫌でした。私は人に「あれも食べるな、これも食べるな」などとあれこれ言われたり、強制されるとストレスになるからです。でもよく聞いたら、**「我慢なんてしなくていい！」「食べてはいけないものはない！　肉も魚もチーズも何だって食べていいんだよ！」**と言うではありませんか。そして、**ゆる糖質制限は、ご飯や甘いものを全部やめなければいけないのでは**

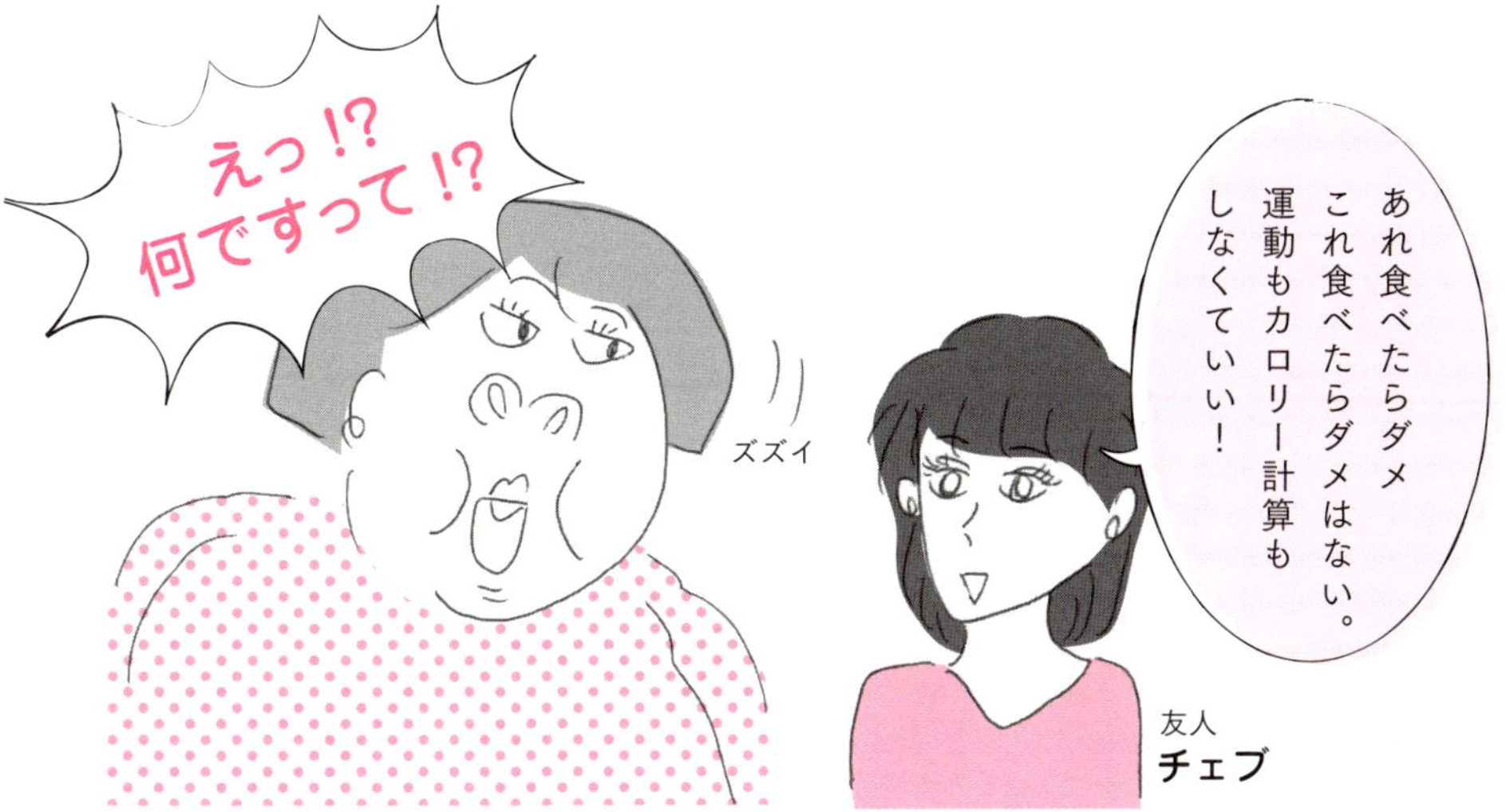
あれ食べたらダメ
これ食べたらダメはない。
運動もカロリー計算も
しなくていい！
友人
チェブ
ズズイ
えっ!?
何ですって!?

ないし、運動もカロリー計算もいらないと教えてくれました。この言葉に、「やるわ！　私やるわ！」とコロリと考えが変わったのです。

チェブの言葉を信じようと思えたもうひとつの理由は、チェブがやせていて美人なこと。そして巨デブの私に「そんな食べ方したら病気になっちゃうよ」「もっとゆっくり食べな～」などと何度も言ってくれたのはチェブだけだったからです。

チェブは、**「やせる方法ではなく太らない方法、これが身につけば一生リバウンドしない！」**と熱く語り、糖質制限の方法を説明してくれました。ダイエットは〝食べるのを我慢して、きつい運動で脂肪を燃やす〟というイメージしかなかったので、チェブの話にすごく驚き、知識のない私でも**「それならできるわ！」**とスーッと思えて、ゆる糖質制限をすることにしたのです。

私のダイエット法

最初にやったのは1～5の基本の5つ。これをやっただけで体重がみるみる落ちました。できる範囲でプラスαの2つもやったら、さらに効果が出ました。

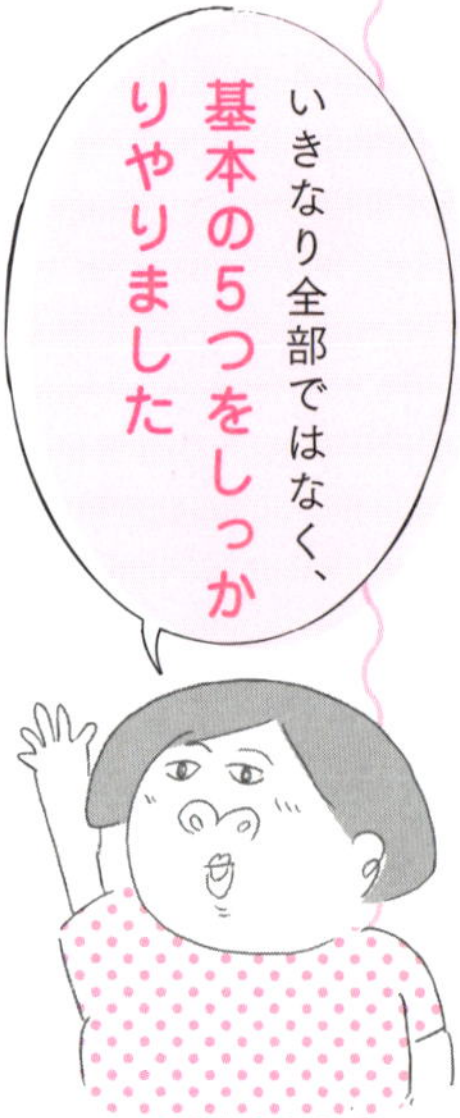

いきなり全部ではなく、
基本の5つをしっかり
やりました

基本のやること

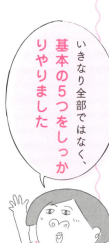

できるだけやったこと

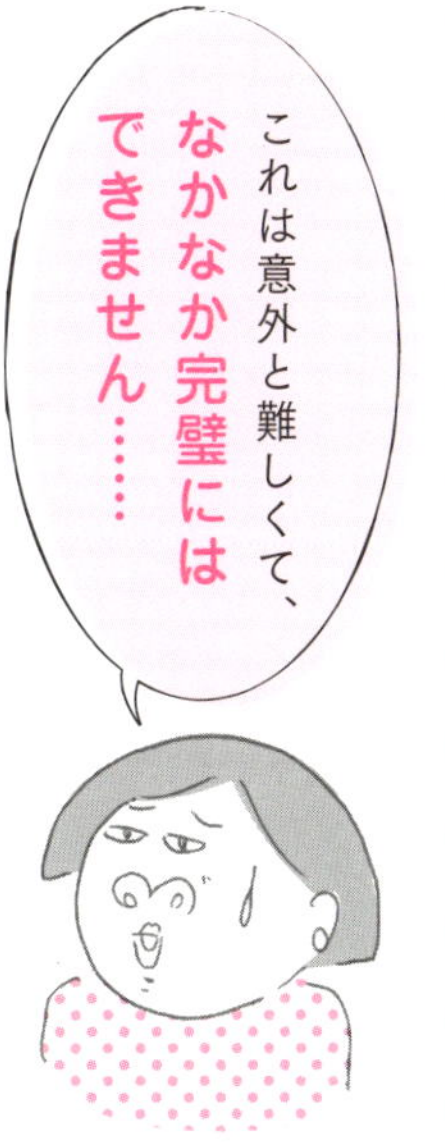
これは意外と難しくて、
なかなか完璧には
できません……

テーマ
1
糖質

糖質の少ない食材を選ぶ

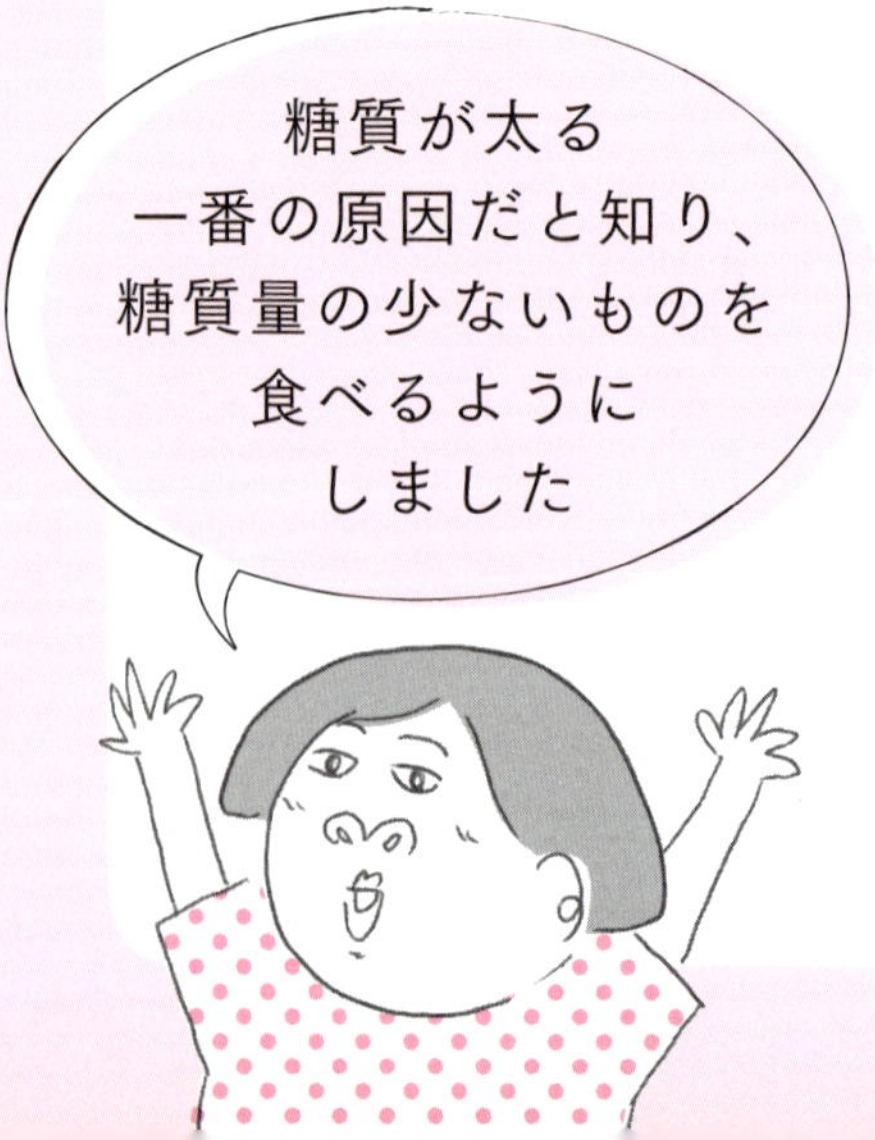
糖質が太る
一番の原因だと知り、
糖質量の少ないものを
食べるように
しました

ダイエットの基礎知識

「太る原因は糖質のとりすぎ！」

糖質とは、炭水化物から食物繊維を除いたものです。

それまで糖質というのは「砂糖」や「砂糖が入っている甘いもの」のことだと思っていましたが違いました。

糖質は、野菜にもしょっぱいせんべいにも、あらゆる食品に含まれています。

今まで私が好んで食べていたものが、ほとんどすべて糖質が多いことにとても驚きました。

太る一番の原因はこの糖質。

食べ物をとると糖質によって血糖値が上がり、それを下げようとして膵臓からインスリン（ホルモン）が分泌され、余った糖を脂肪に変えてしまう。だから人は太るのです。

食品の三大栄養素のうち、食後に血糖値を上げるのは糖質だけ。たんぱく質と脂質は血糖値を上げません。

つまり**糖質を減らせばやせる**というのが糖質制限ダイエットの仕組みです。

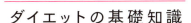

こんなもの！

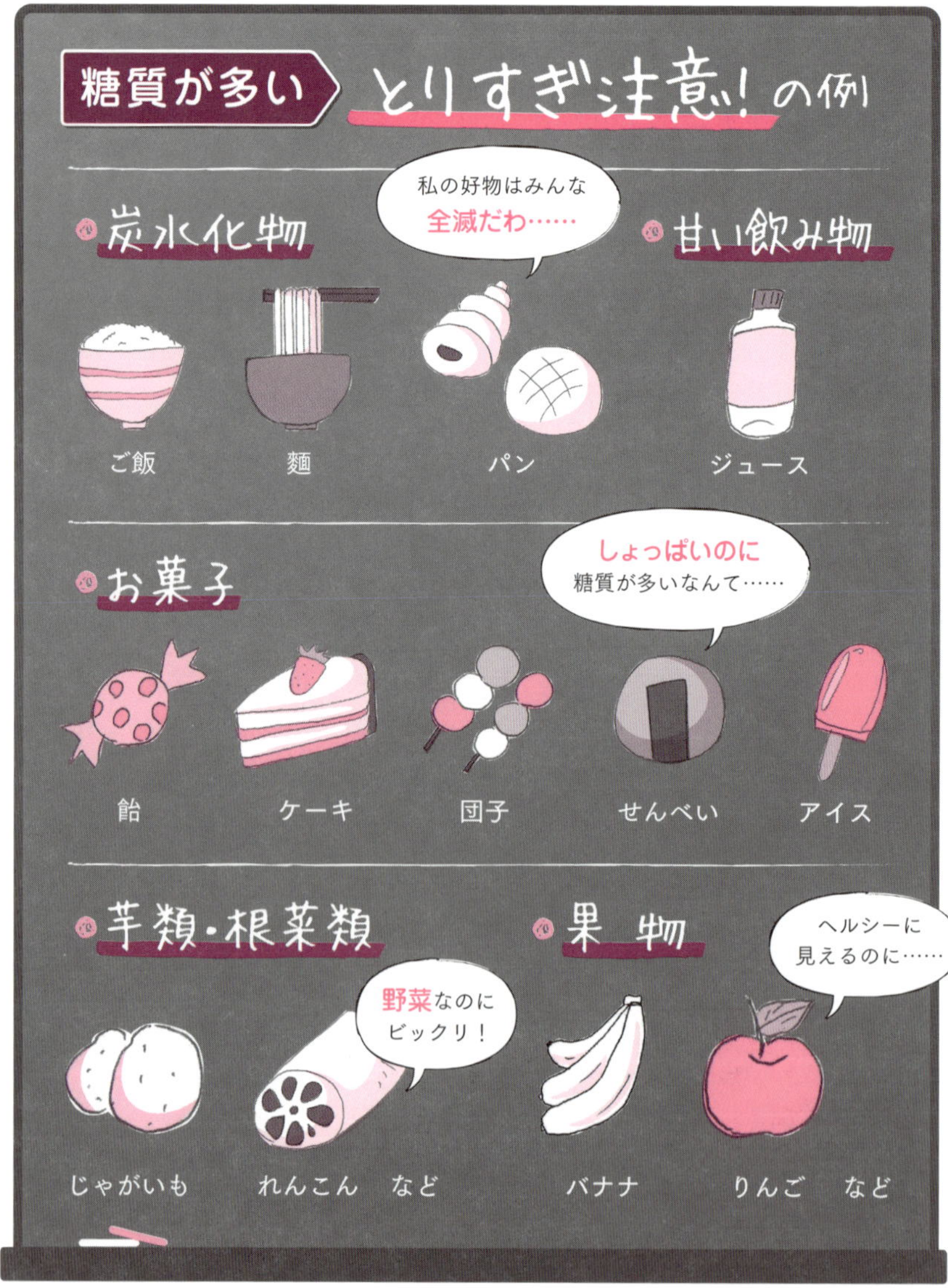
糖質が多い
とりすぎ注意！の例
炭水化物
私の好物はみんな
全滅だわ……
甘い飲み物
ご飯
麺
パン
ジュース
お菓子
しょっぱいのに
糖質が多いなんて……
飴
ケーキ
団子
せんべい
アイス
芋類・根菜類
果物
ヘルシーに
見えるのに……
野菜なのに
ビックリ！
じゃがいも
れんこん　など
バナナ
りんご　など

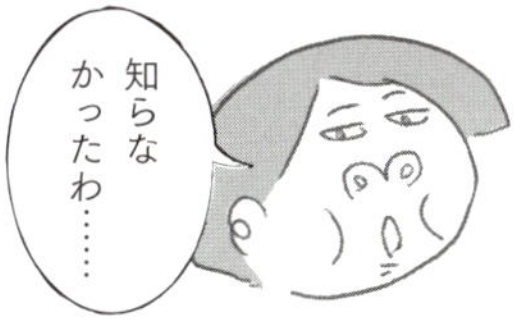
知らなかったわ……

糖質って

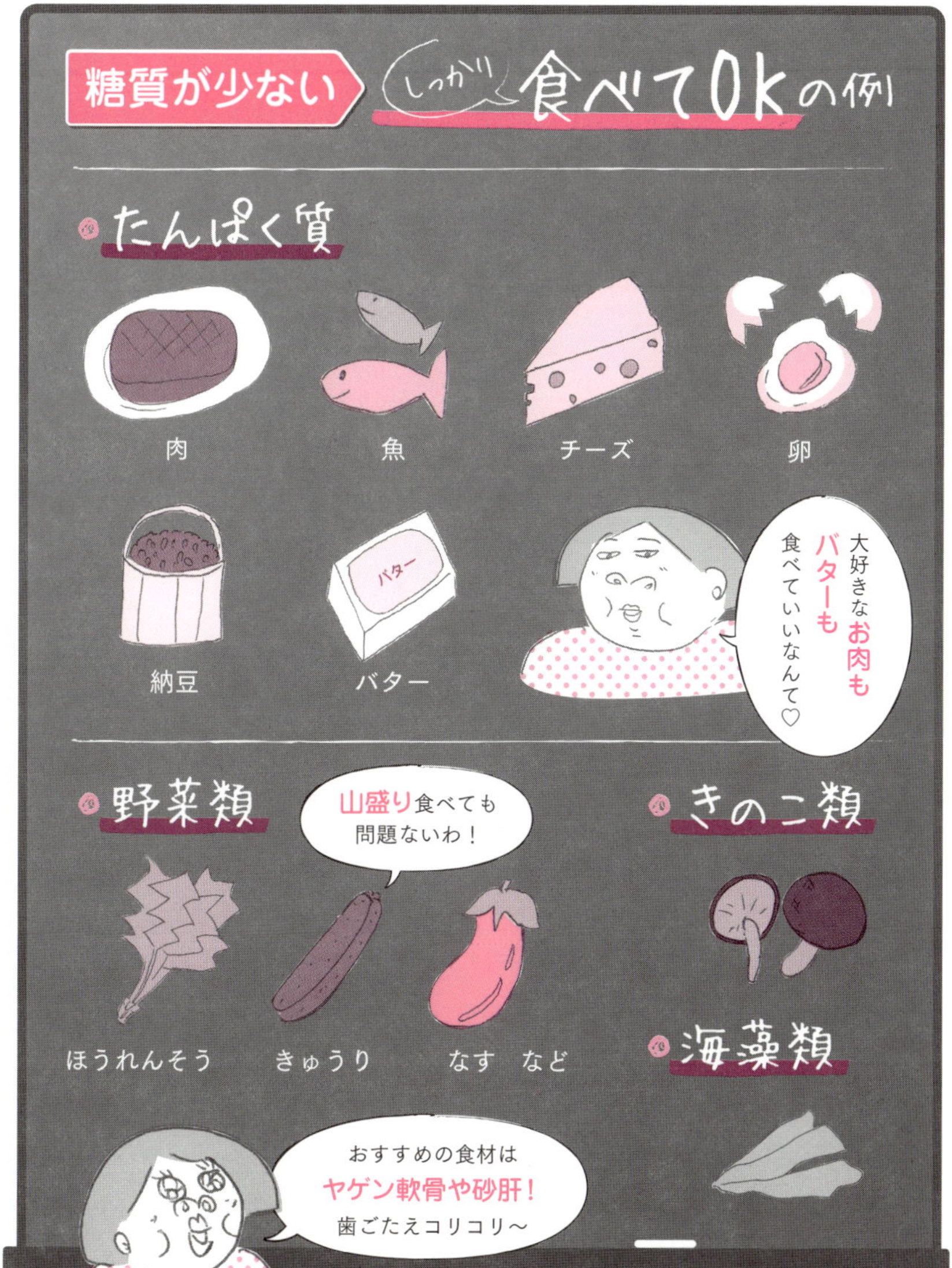
糖質が少ない
しっかり
食べてOkの例
たんぱく質
肉
魚
チーズ
卵
納豆
バター
バター
大好きなお肉もバターも食べていいなんて♡
野菜類
山盛り食べても問題ないわ！
ほうれんそう
きゅうり
なす　など
きのこ類
海藻類
おすすめの食材はヤゲン軟骨や砂肝！歯ごたえコリコリ～

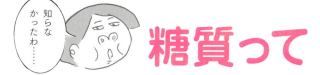

テーマ 1 糖質

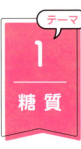

デブだった私がしていたこと

［糖質が多いものをドカ食いしていた！］

Before

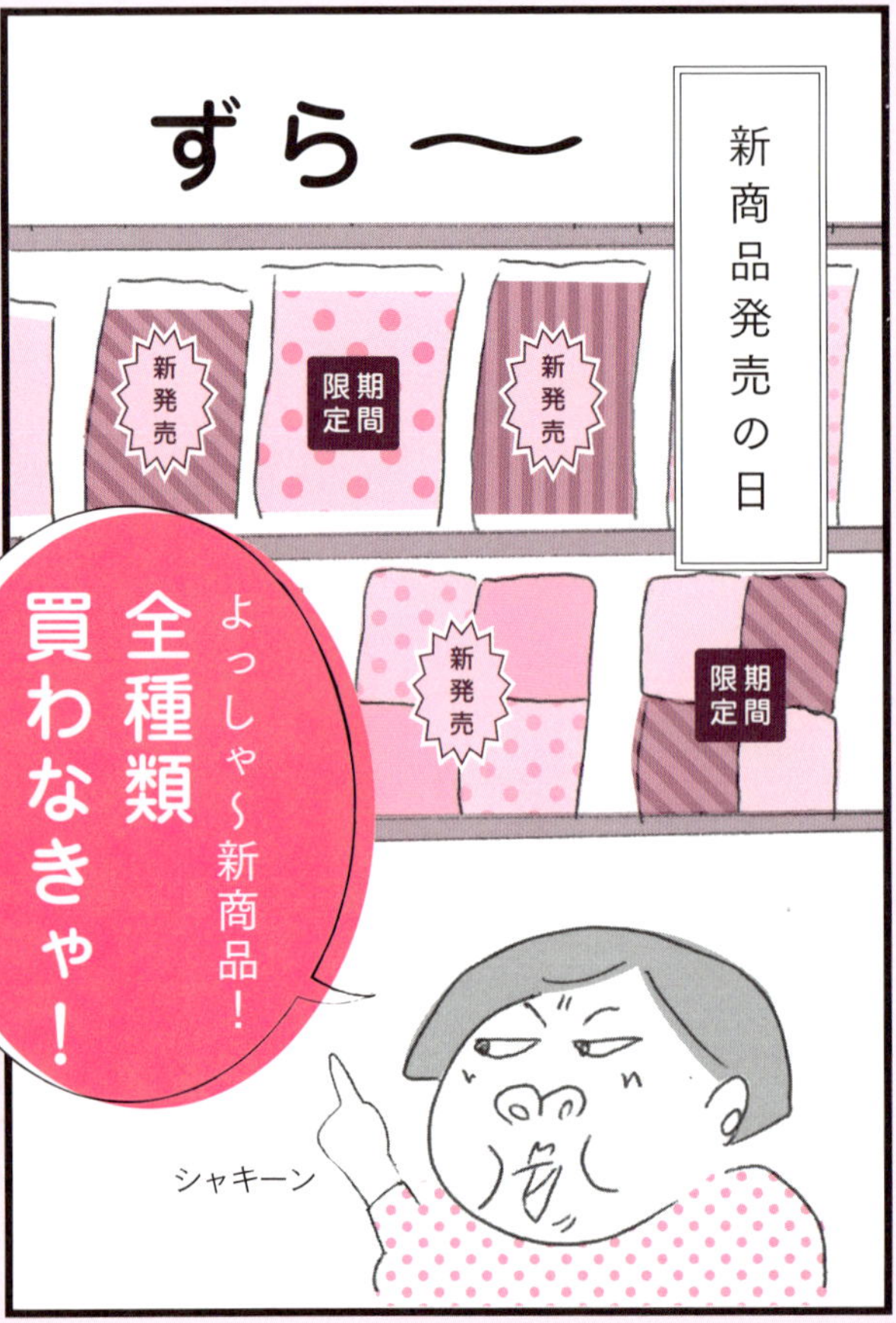

ずら～
新商品発売の日
新発売
期間限定
新発売
新発売
期間限定
よっしゃ～新商品！
全種類買わなきゃ！
シャキーン

ダイエット前の私は「**糖質**」という言葉を知りませんでした。

スーパーに行くと、いつも同じような食べ物を大量に買っていました。必ず買い物かごを2つ使い、そのうちひとつは私専用の食べ物。どら焼き、エクレア、カステラ、ポテトチップス、団子3パック（みたらし、あんこ、ごまだれ1パックずつ計9本）を一度に買って食べていました。

ほかにも新商品のお菓子やスイーツはないか、棚をすべてチェック。今思えば、こ

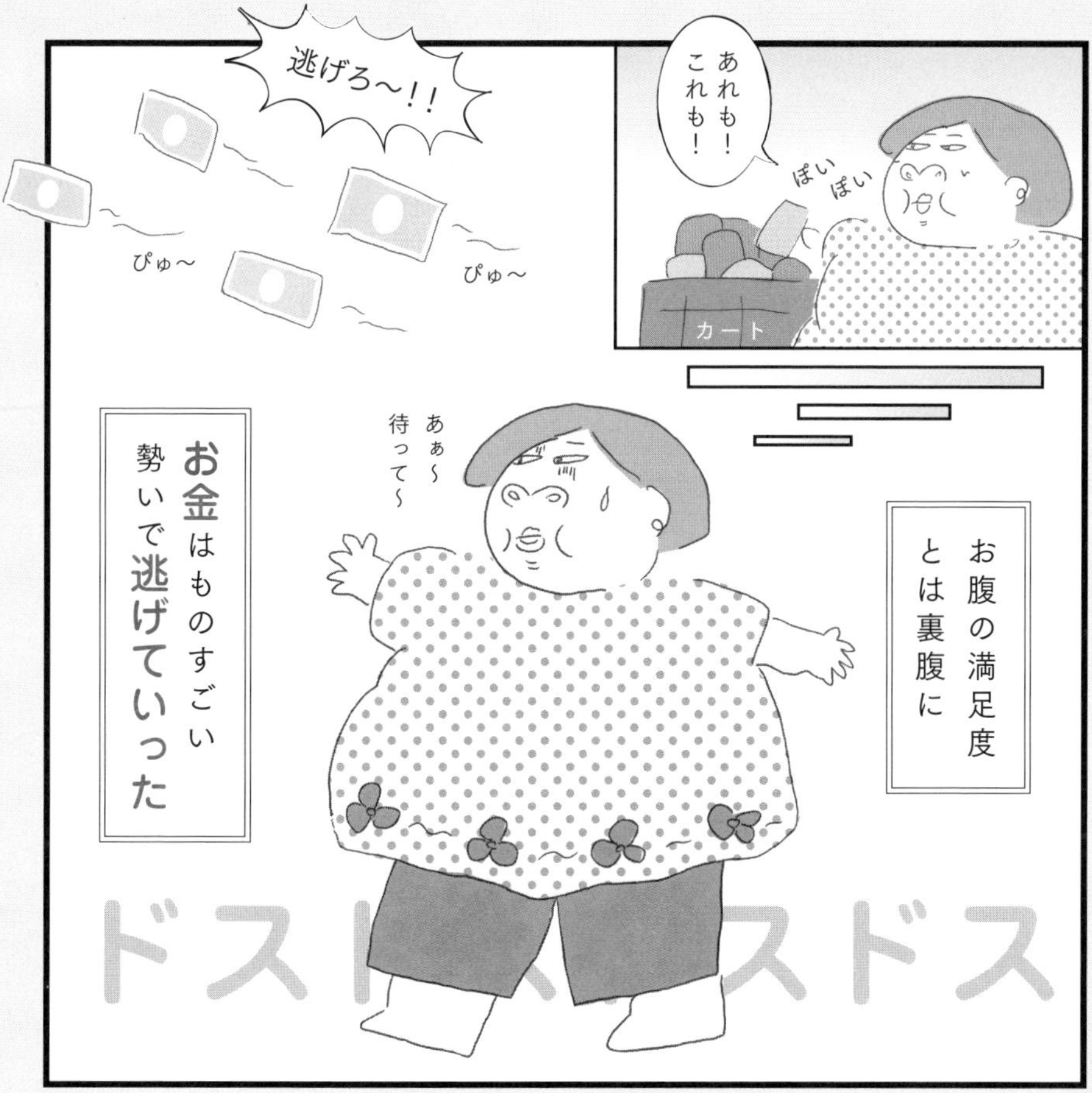
あれも！
これも！
ぽい
ぽい
カート
逃げろ〜!!
ぴゅ〜
ぴゅ〜
お腹の満足度とは裏腹に
ああ〜
待って〜
お金はものすごい勢いで逃げていった

れ全部糖質の多いものばかり……。

もうひとつのかごには、肉、魚、ソーセージや卵など、家族の食事の材料。

我が家は農家なので野菜を買わないのですが、それでも一回の買い物にいつも8000～9000円は使っていて、アイス特売日は必ず1万円超え。こんな買い方だったので、ダイエット前の食費は毎月10万円弱もかかり、このうち6万円弱は私の間食代。お金を使って自らデブ道を歩いていたのです。体重は増え、ぜい肉も増え、ダイエットしたのは財布の中身だけ。

か、悲しい……。このことにもっと早く気づいて、そのお金を残しておけば一体いくら貯まっていただろうか……。でも、すべて私のお腹の中に消えました。

テーマ

1 糖質

こうしたら私でもできた!

[糖質の少ない食材を選ぶ]

After

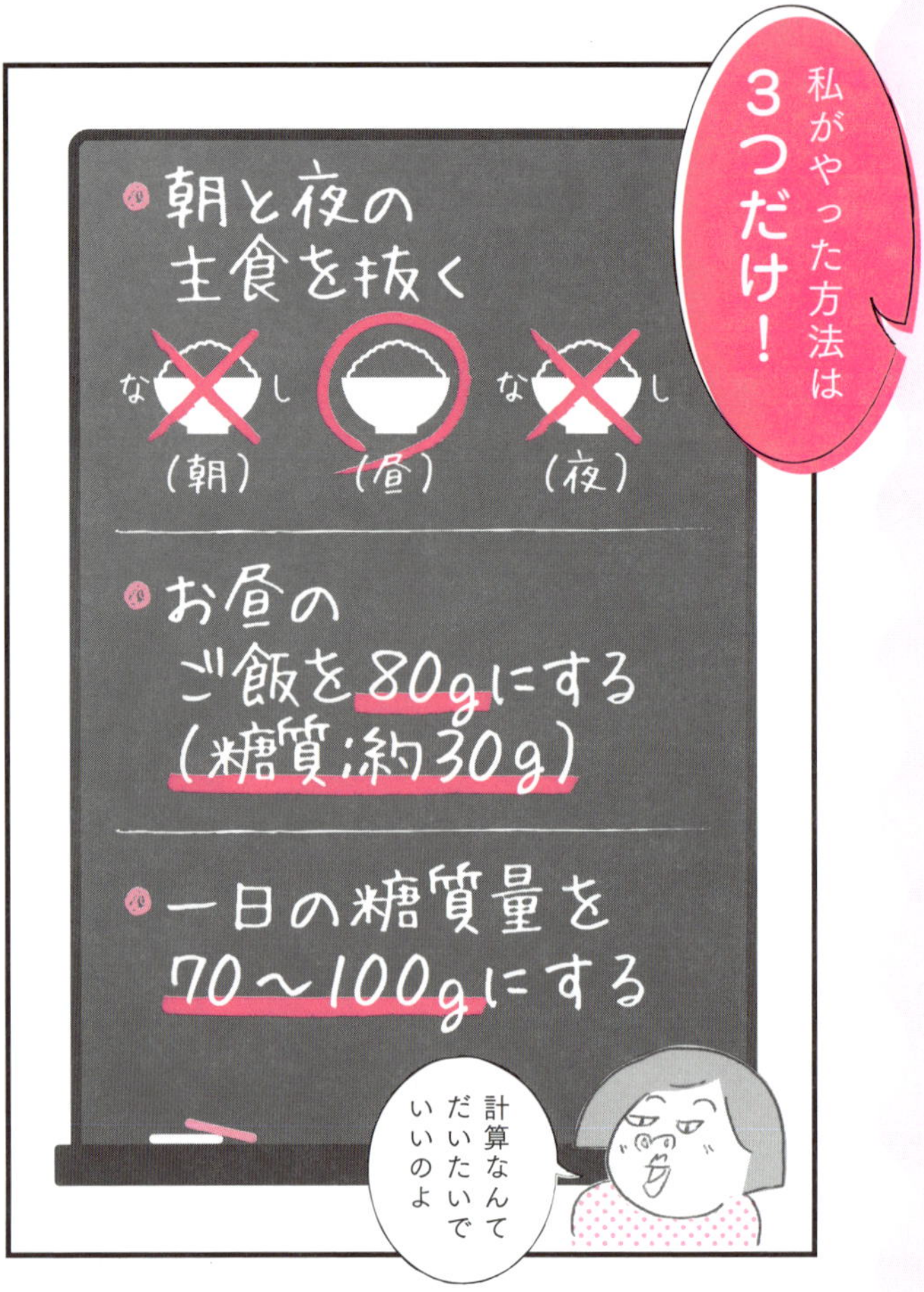

ポイント1

ご飯は昼1回80g

友人チェブからおすすめされた糖質制限の本では、一日の糖質量の目標が3段階に分かれていて、私が選んだのは、**朝と夜の主食を抜いて、**一日の糖質量を70〜100gにするスタンダードな方法。「ぐっとやせやすくなり、続けるモチベーションが湧いてきます」と書いてあり、その言葉にビビッときて決めました。

実際にやってみると……

もち麦と白米をまぜて3合炊くと、80gでだいたい11食分になる。

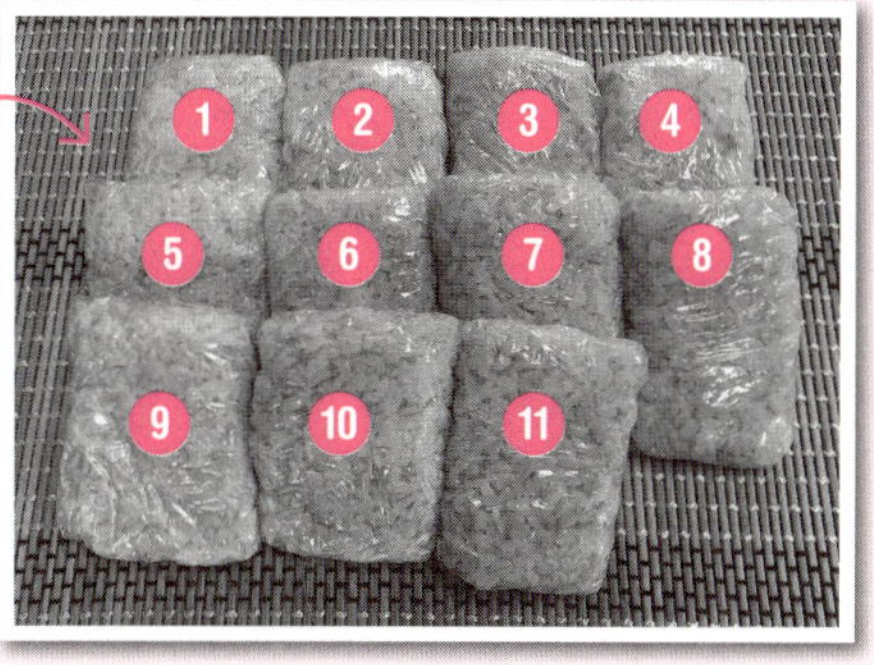

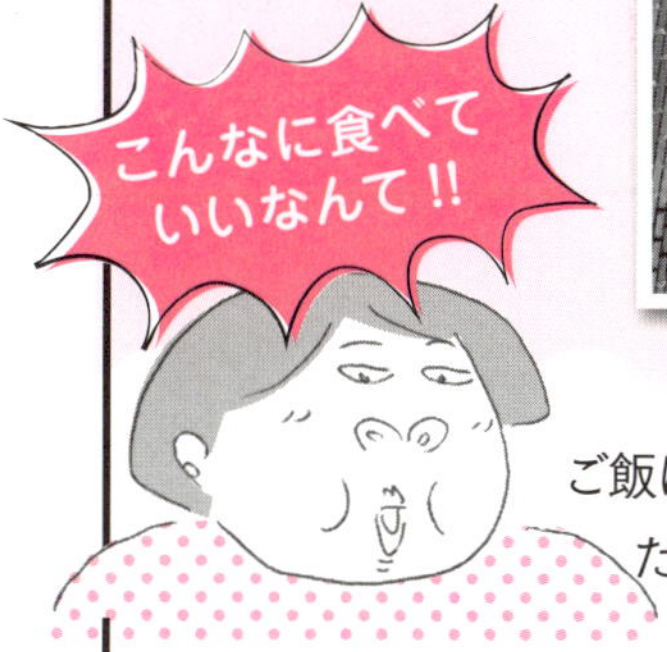

ご飯は減らしたけど、糖質が少ないおかずはたくさん食べられたので**空腹感ゼロ。**

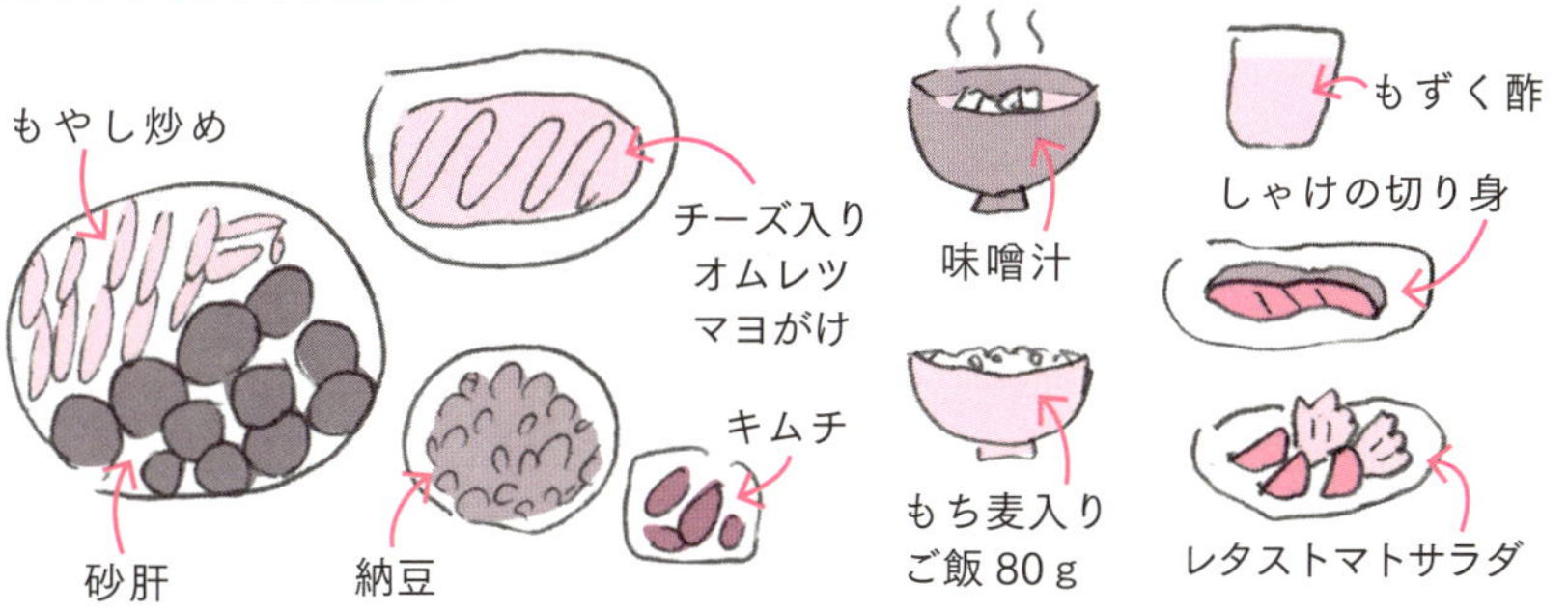

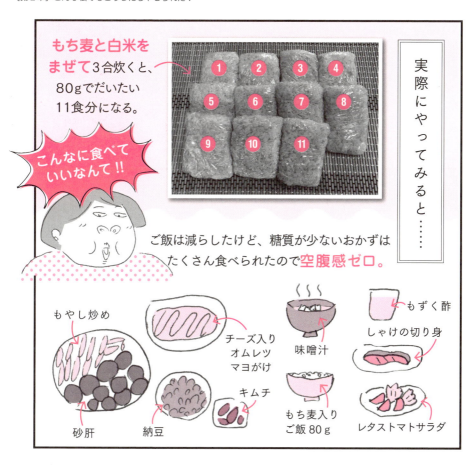

ご飯は**一日1回、昼に80ｇ（茶碗半分）を食べる**ことにしました。内臓脂肪を減らし、便秘にもいいと聞いた「もち麦」を白米と一緒に炊き、80ｇずつラップに包んで冷凍しておくようにしました。

主食だけで糖質量は30ｇほどなので、あと70ｇくらいは糖質をとれます。ご飯を減らしても、**おかずはしっかり食べられるので空腹感はなく、やってみると主食1回はすぐに慣れました。**

ゆる糖質制限は主食を抜くのが絶対ではなく、一日の糖質量の範囲内で調整すれば何を食べてもOK。細かい計算はせず、糖質が多い食べ物を知っておいて、なるべくそれを控えればいいだけなので楽でした。

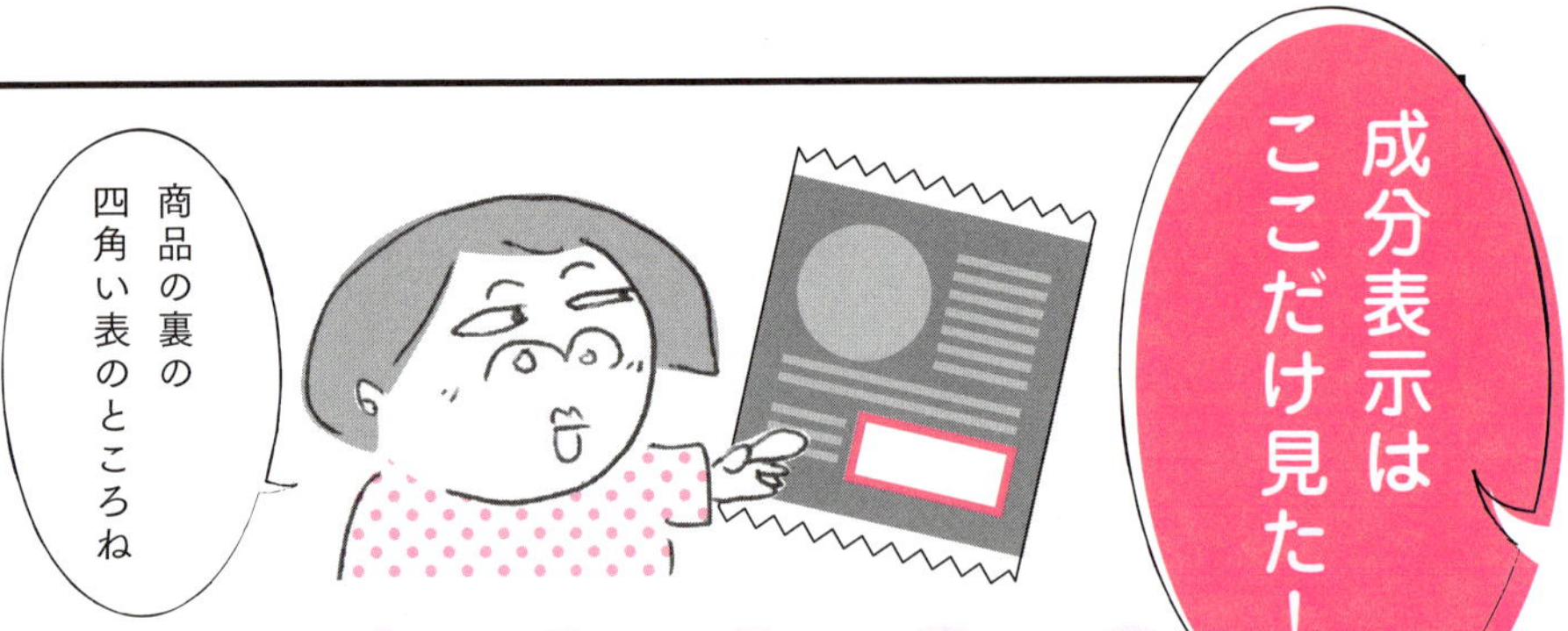
成分表示はここだけ見た!
商品の裏の四角い表のところね

(例) 糖質が書いてある場合

栄養成分表示 1人前(120g)当たり	
エネルギー…… 98kcal	炭水化物………11.0g
たんぱく質……… 4.3g	**糖質…………10.3g**
	食物繊維………0.7g
脂質……………… 4.2g	食塩相当量………1.9g

コレ!

ポイント2

成分表示を必ず見る

最初は糖質って何なのか、どんな食べ物に糖質が多いのか少ないのか何一つ知りませんでした。糖質量を本で調べるのは面倒だから、**スーパーで実際の成分表示を見てみる**ことに。

そして、いつも買っている食品を手に取り成分表示を見たところ、私の中で「これは太るんじゃない?」と思っていたのに、糖質量が少ないものがあまりに多くてビックリ。

マヨネーズ、バター、油、チーズなど、太るから我慢しなきゃいけないと思っていた食品が実は糖質量が少なく、**大好きで**

（例）糖質が書いてない場合

栄養成分表示（1包装当たり）	
熱量	505kcal
たんぱく質	8.9g
脂質	22.6g
炭水化物	**66.6g**
ナトリウム	170mg

コレ！

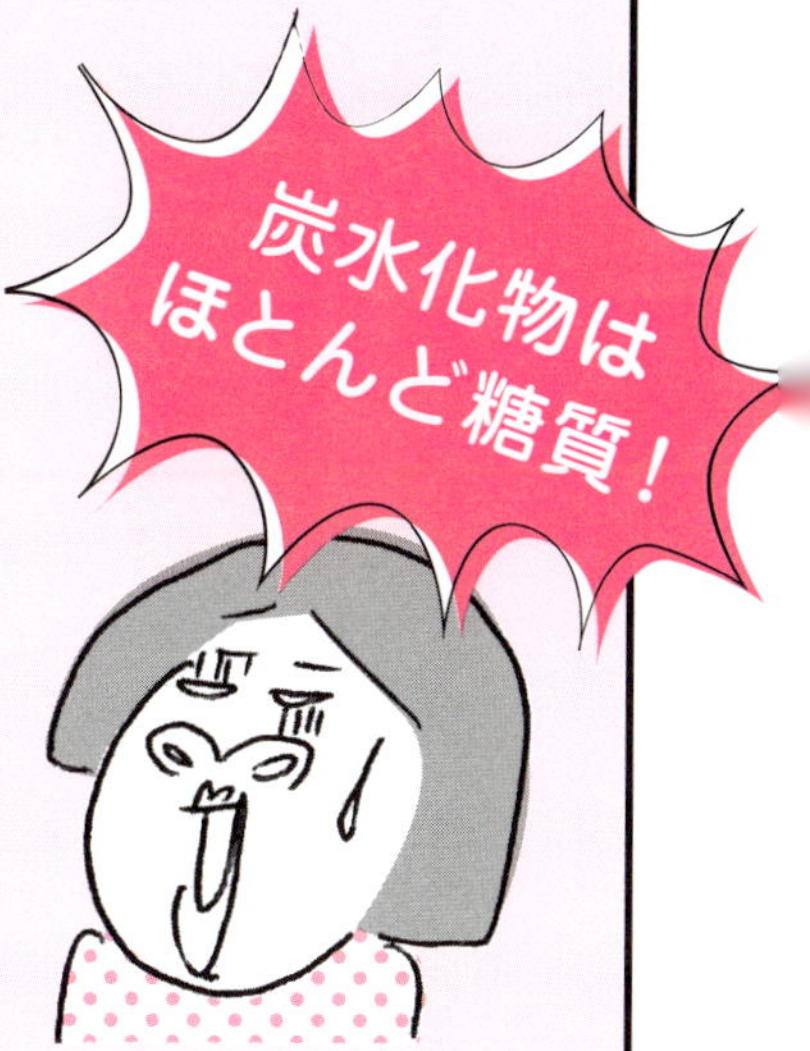
炭水化物は
ほとんど糖質！

炭水化物は「糖質」と「食物繊維」からできているので、炭水化物－食物繊維＝糖質です。しかし食べ物に含まれる食物繊維はとても少ないので省略されていることが多いです。成分表示に炭水化物しか書かれていない場合は**炭水化物＝ほぼ糖質**と考えてOKだそうです！

よく食べていたものはどれも糖質量がすごく多い！

そして、「成分表示」に対して興味を持ち、自分で調べるようになりました。思い込みで「糖質が少なそう」「健康によさそう」と選ぶとかなりの確率で間違えるので必ず成分表示を見るようにしました。

そして見るたびに驚き、「もっと知りたい」という気持ちが湧いて、いくつもいくつも食品を手に取って成分表示を見ていたら、楽しくなってきてスーパーにかなり長い時間いたのを覚えています。

そして成分表示に興味を持てたことが、糖質を抑えた食事につながっていきました。同時に、カロリー制限をするよりも食べられるものがとても多いことがわかりました。

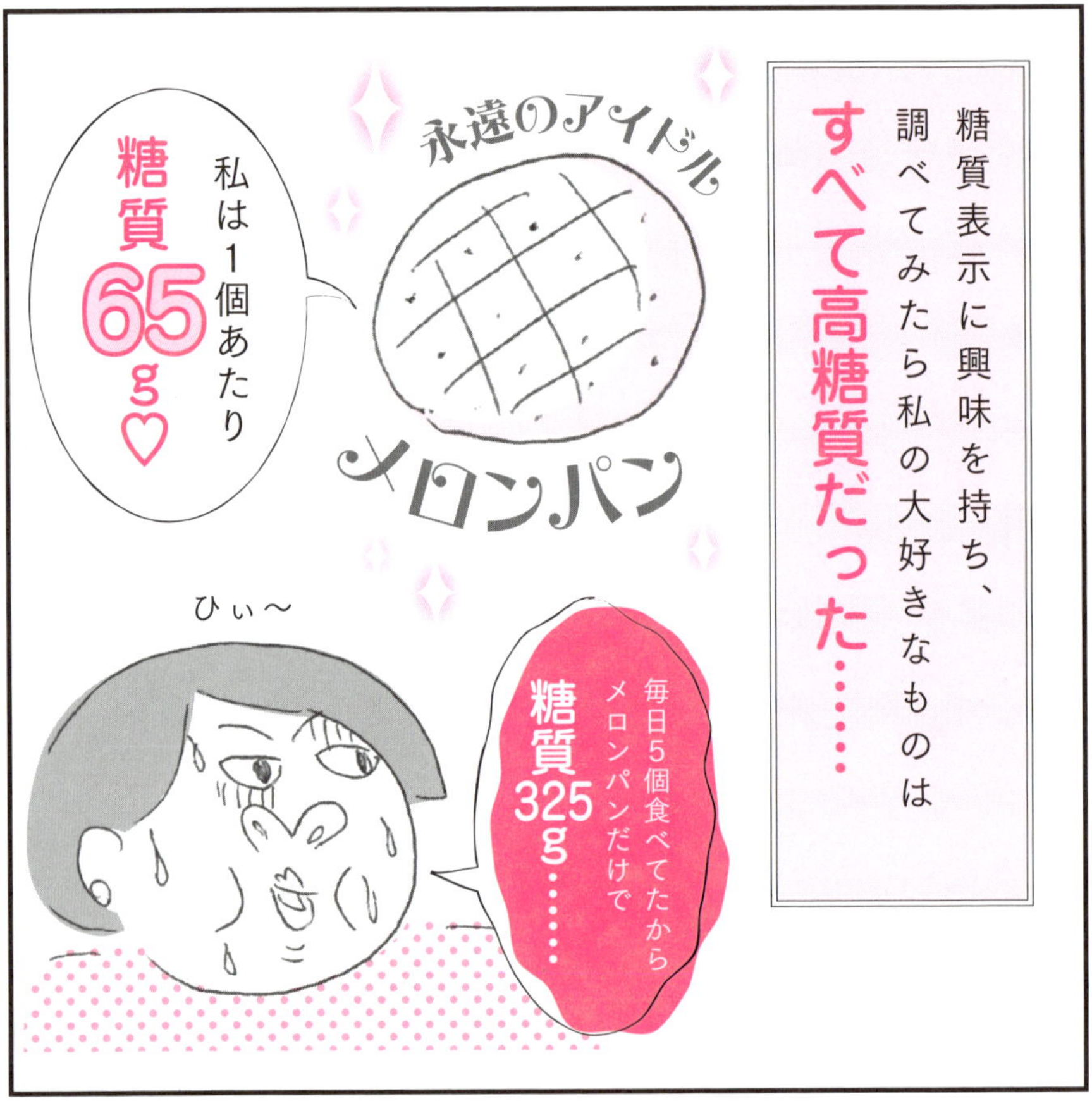
糖質表示に興味を持ち、調べてみたら私の大好きなものは
すべて高糖質だった……
永遠のアイドル
メロンパン
私は1個あたり
糖質65g♡
ひぃ〜
毎日5個食べてたから
メロンパンだけで
糖質325g……

ポイント3

「糖質祭り」習慣に気づく

太る原因は、カロリーや脂質でなく「糖質」だと知ってからは、成分表示を見るたびに、**「見るのは糖質だけ！　書いてなければ炭水化物を見る！　あとは見なくてよし！」**と自分に言い聞かせました。

大好きでよく食べていたチョコチップメロンパンの成分表示を見たときは、ショックを受けました。炭水化物がなんと1個で約65g。最も衝撃だったのは、ヘルシーだと思っていた黒糖蒸しパン。炭水化物は1個139g。あまりの糖質量に唖然としました。ほかにも、私が毎日の習慣で食べ

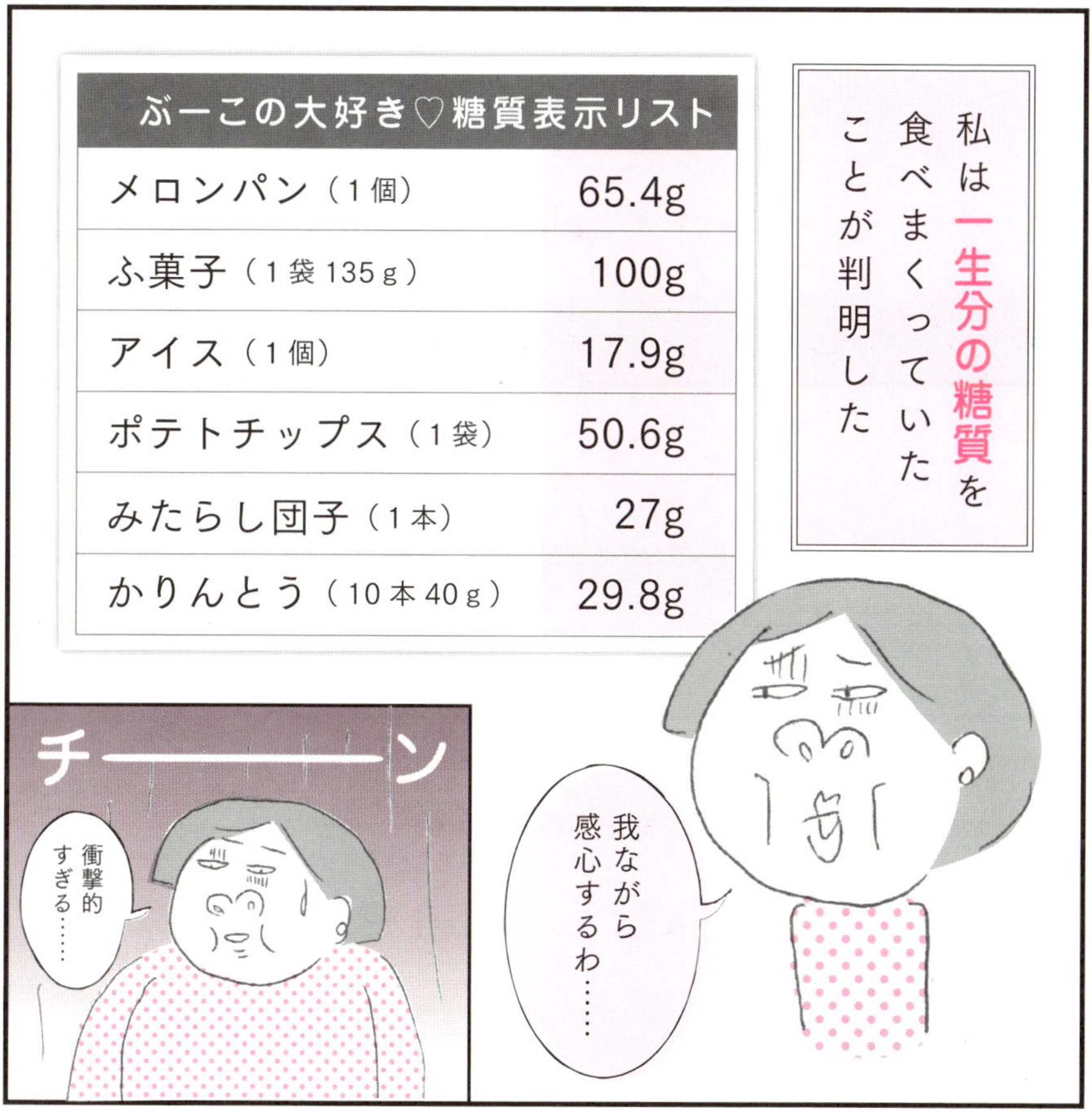
私は一生分の糖質を食べまくっていたことが判明した
ぶーこの大好き♡糖質表示リスト
メロンパン（１個）　65.4g
ふ菓子（１袋 135ｇ）　100g
アイス（１個）　17.9g
ポテトチップス（１袋）　50.6g
みたらし団子（１本）　27g
かりんとう（10本 40ｇ）　29.8g
我ながら感心するわ……
チーーーーン
衝撃的すぎる……

ていた菓子パンたちは、どれもこれも恐ろしく高糖質でした。

「アァァァ〜。こんなに高糖質のものを私は一度に5個も食べていたよ。これ1個で私の一日分の糖質量だよ！　さらにもっと間食をしていたから太るわけだよ。毎日**『糖質祭り』**をしていたんだわ……」

ここで、はっきり気づけました。

私が糖質祭りをやめられた理由は、「食べたいけど我慢した」のではなく、成分表示を見て現実を知り、自分の中で「気づき」があったからです。

菓子パン１個で何十gもの糖質をとるくらいなら、もっと違うものを食べたほうがいいと思えたのです。

テーマ 1 糖質

食べすぎ注意の食べ物

主食系（米、パン、麺）

ご飯1膳	**55.2g**	ナポリタン	80.2g
おにぎり1個	36.8g	**メロンパン**	**65.4g**
カレーライス	102.5g	食パン 6枚切り1枚	26.6g
ざるそば	50.8g		
醤油ラーメン	69.9g	**ハンバーガー**	**30.9g**

メロンパンはハンバーガーの約**2倍の糖質！**

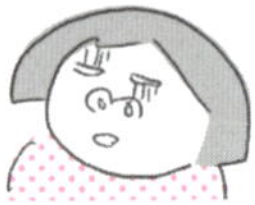

ドリンク類

コーラ500mℓ	**57.0g**
オレンジジュース200mℓ	21.4g
缶コーヒー1本190mℓ	15.6g
ポタージュスープ1杯	12.0g

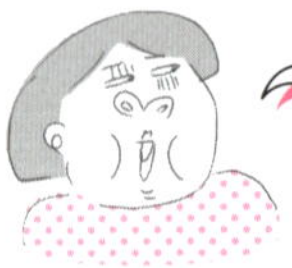

大好きな炭酸ジュースは
ご飯より高糖質！
毎日水がわりに飲んでいた

フルーツ類

バナナ1本	19.3g
りんご1個	**33.4g**

いも類

焼き芋1本300g	**106.5g**
フライドポテト(M)	46.2g

お菓子

大福	**59.9g**
ポテトチップス1袋	50.6g
どら焼き	44.6g
ショートケーキ	**27.3g**
アイスクリーム	17.9g

実は**和菓子**のほうが
糖質高めのことも

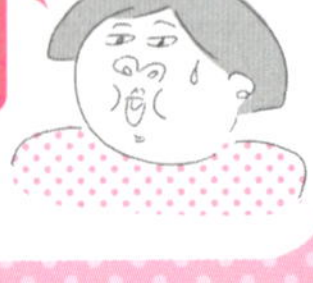

まさかの高糖質！ うっかり

甘くないのに高糖質！	
塩せんべい２枚	**33.0g**
塩飴 100g	**95.9g**
春雨 100g	83.0g

塩せんべい２枚はショートケーキより高糖質！
塩飴は砂糖の塊だった……

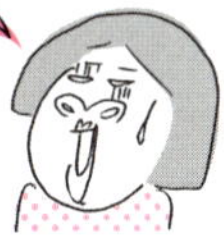

意外とOKな食べ物	
ステーキ	**0.4g**
鶏唐揚げ	**9.2g**
レアチーズケーキ	13.6g
シュークリーム	13.3g
バター、チーズ、オリーブオイル	**ほぼ0**

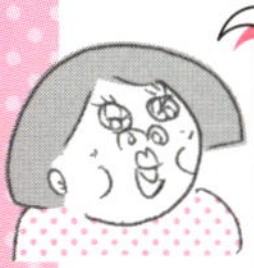

高カロリーだから太ると思っていたものが意外と低糖質！
肉、魚、卵、乳製品などのたんぱく質・脂質はしっかりとれます！

体によさそうなのに高糖質！	
野菜ジュース 200㎖	**16.2g**
ヨーグルトドリンク 200㎖	24.4g
スポーツドリンク 500㎖	25.5g
フレーバーウォーター 500㎖	**26.6g**
グラノーラ 100g	64.4g

透明な水に香りや味のついた商品、**ミネラルウォーターと思ったら糖質30g**くらいのものもあります！

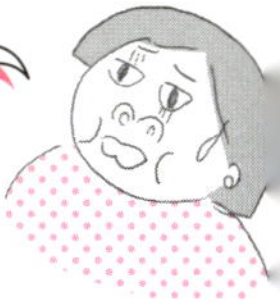

調味料（100g当たり）	
ノンオイル和風ドレッシング	**15.9g**
ケチャップ、ソース	26.0g
焼き肉のたれ	32.7g

「ノンオイル」や「カロリーハーフ」のほうが糖質は高い！
マヨネーズなら100gわずか1.7g！

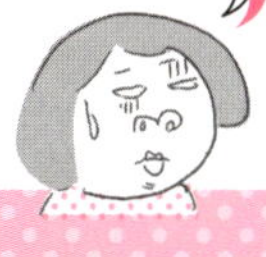

テーマ

2

カロリー

カロリーは気にせず しっかり食べる

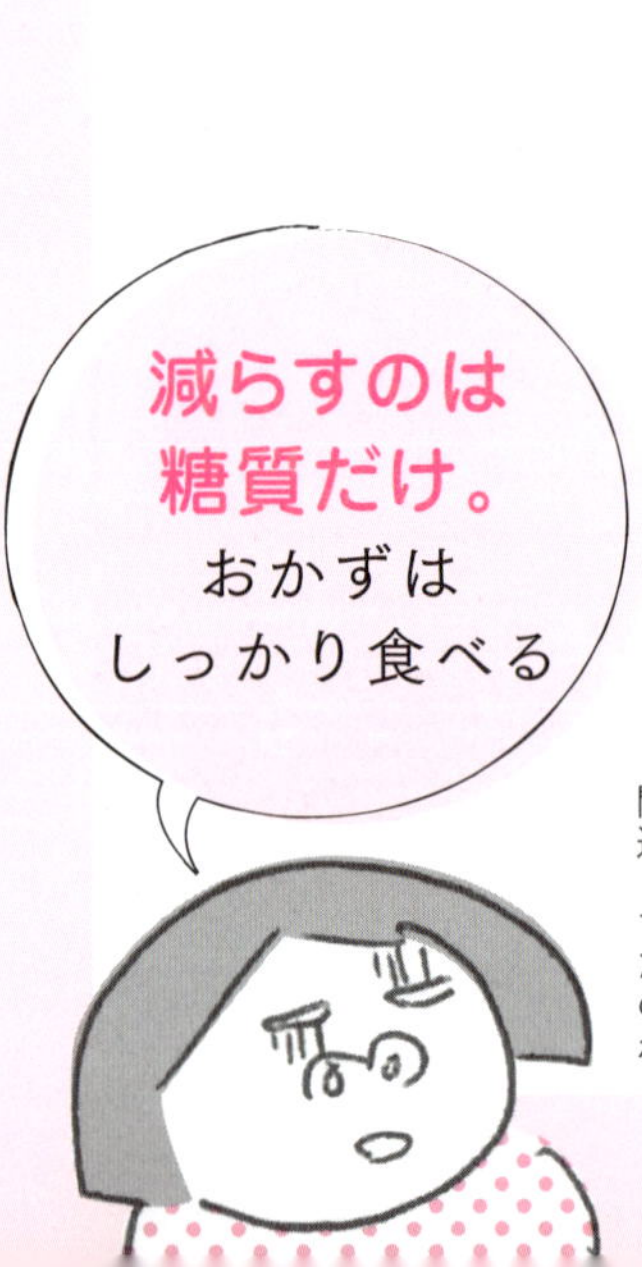
減らすのは
糖質だけ。
おかずは
しっかり食べる

今まで間違ってたのね……

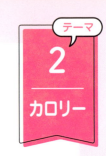

ダイエットの基礎知識

「肥満とカロリーはほとんど関係がない」

カロリーが高い脂質やたんぱく質は、血糖値を上げないのでとっても太らないし、無理に減らすと低栄養になって体調を崩しやすくなり、筋肉も減って代謝が落ちるからやせにくくなるだけ。

カロリーや量を減らす
ダイエットは、
我慢がストレスになって
結局続かず、
リバウンドのもと。

糖質だけを控えて3食おかずをしっかり食べるのが、ゆる糖質制限ダイエットの基本！

テーマ 2 カロリー

デブだった私がしていたこと

［極端なカロリー制限で心も体もボロボロに］

Before

私の人生でかつてやってきたダイエットは、基本「カロリー制限」でした。

●カロリーが低ければ太らない。

●カロリーが高いものは太る。

そう思い込んでいました。

特によく食べていたのが春雨。春雨サラダにカロリーハーフのドレッシングをかけて、朝昼晩それだけ食べていたことも。でも結局、反動でどか食いしてしまい、リバウンドの繰り返し。

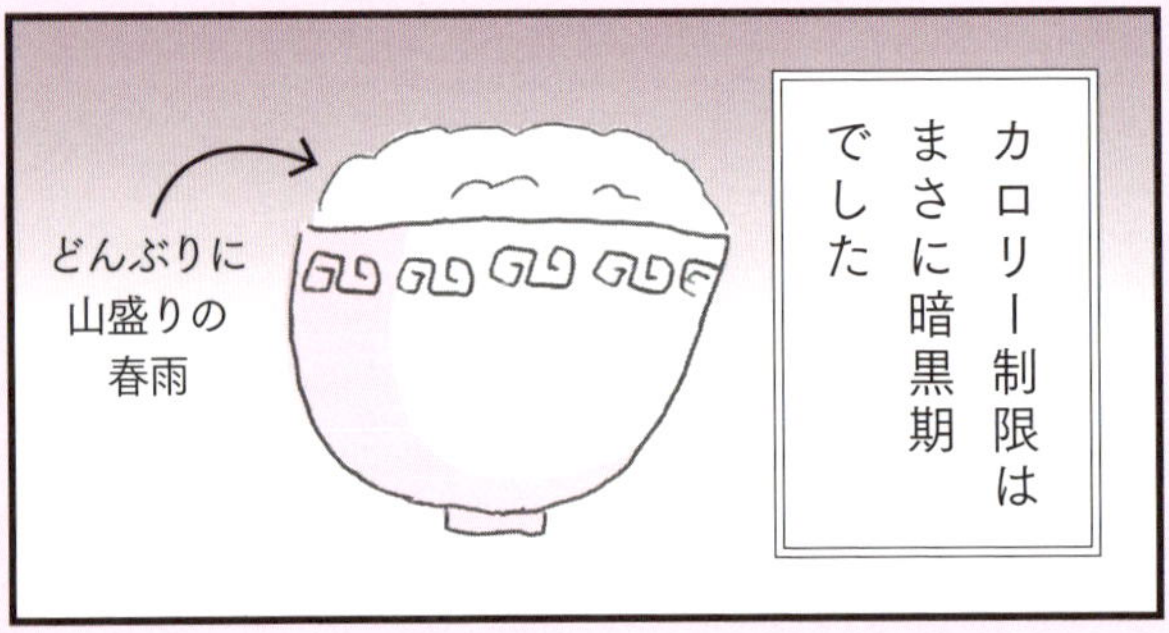
カロリー制限はまさに暗黒期でした
どんぶりに山盛りの春雨

20代前半で70kgになってしまったときも、厳しいカロリー制限をしました。好きになった男性がデブは好みではなかったからです。そこで、一日の食事を1200kcalに設定。最初は体重が落ちたものの、その後ピタリと落ちなくなり、**「これを飲めば1週間で10kgやせる」**という怪しいドリンクにも手を出し、食事も一日1000kcalまで下げました。同時にやせ

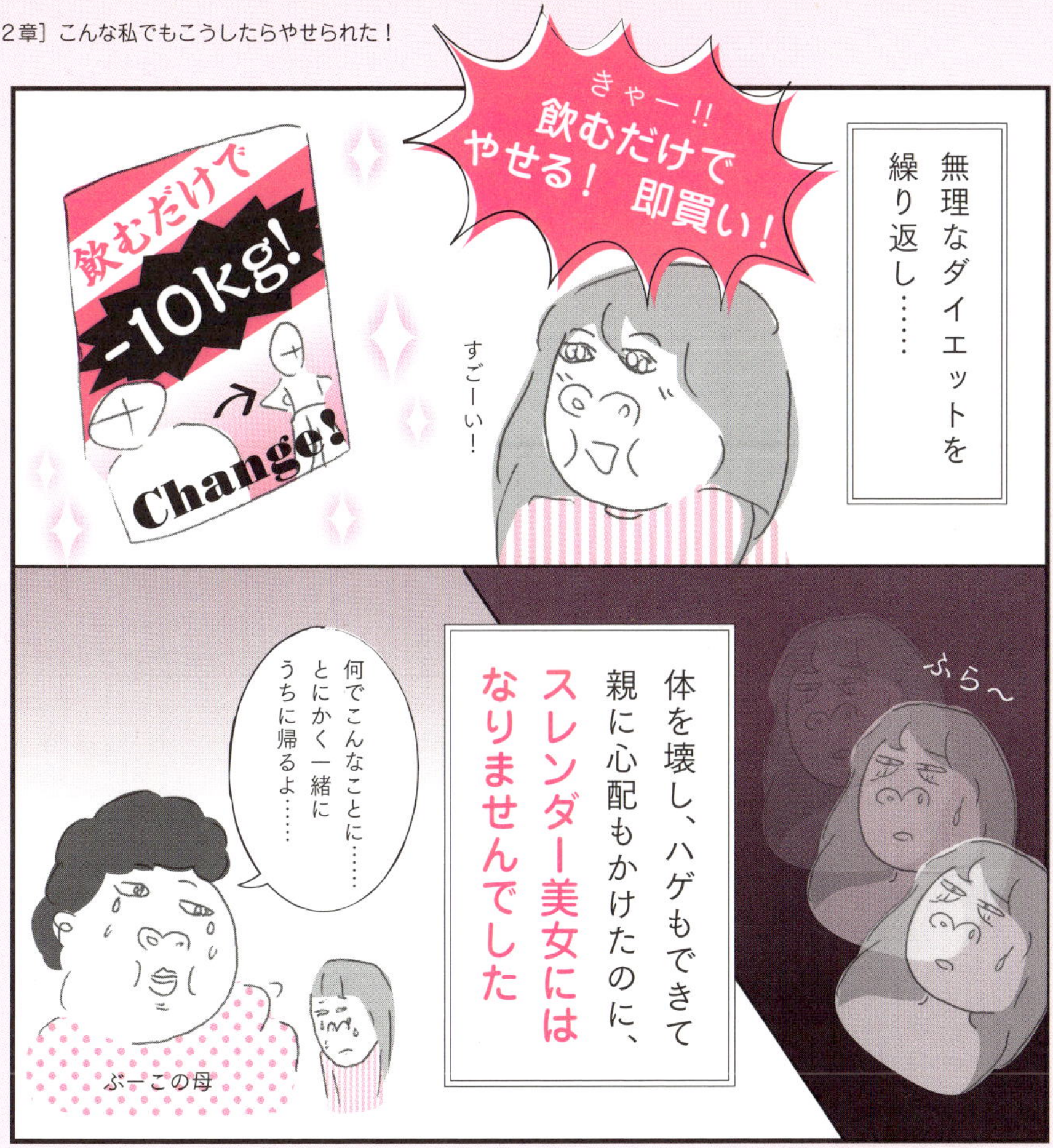
無理なダイエットを繰り返し……
きゃー!!
飲むだけでやせる！ 即買い！
すごーい！
飲むだけで
-10kg!
Change!
体を壊し、ハゲもできて親に心配もかけたのに、スレンダー美女にはなりませんでした
ふら〜
何でこんなことに……とにかく一緒にうちに帰るよ……
ぶーこの母

るサプリを買って飲んだところ、ひどい下痢をしましたが、「体内の脂肪が出ているんだ」と信じていました。さらに胃痛もひどくなり、髪をとかすとバサバサと抜け、つむじに５００円玉大のハゲができ、肌はガサガサになって、貧血にもなり生理が止まってしまいました。

最終的には、体内に固形物を入れなければ太らないだろうと考え、春雨やりんごを噛んでは吐き出していたことも。体も心も壊れていく中、たまたまアパートに様子を見にきた母が、私の姿を見て驚き、実家に連れ戻しました。結局そのとき好きだった人は、華奢な可愛い女性と付き合い出しました。私は肌がガサガサでハゲになった自分を鏡で見て、たくさん泣きました。

テーマ 2 カロリー

こうしたら私でもできた！

［カロリーは気にせず、しっかり食べる］

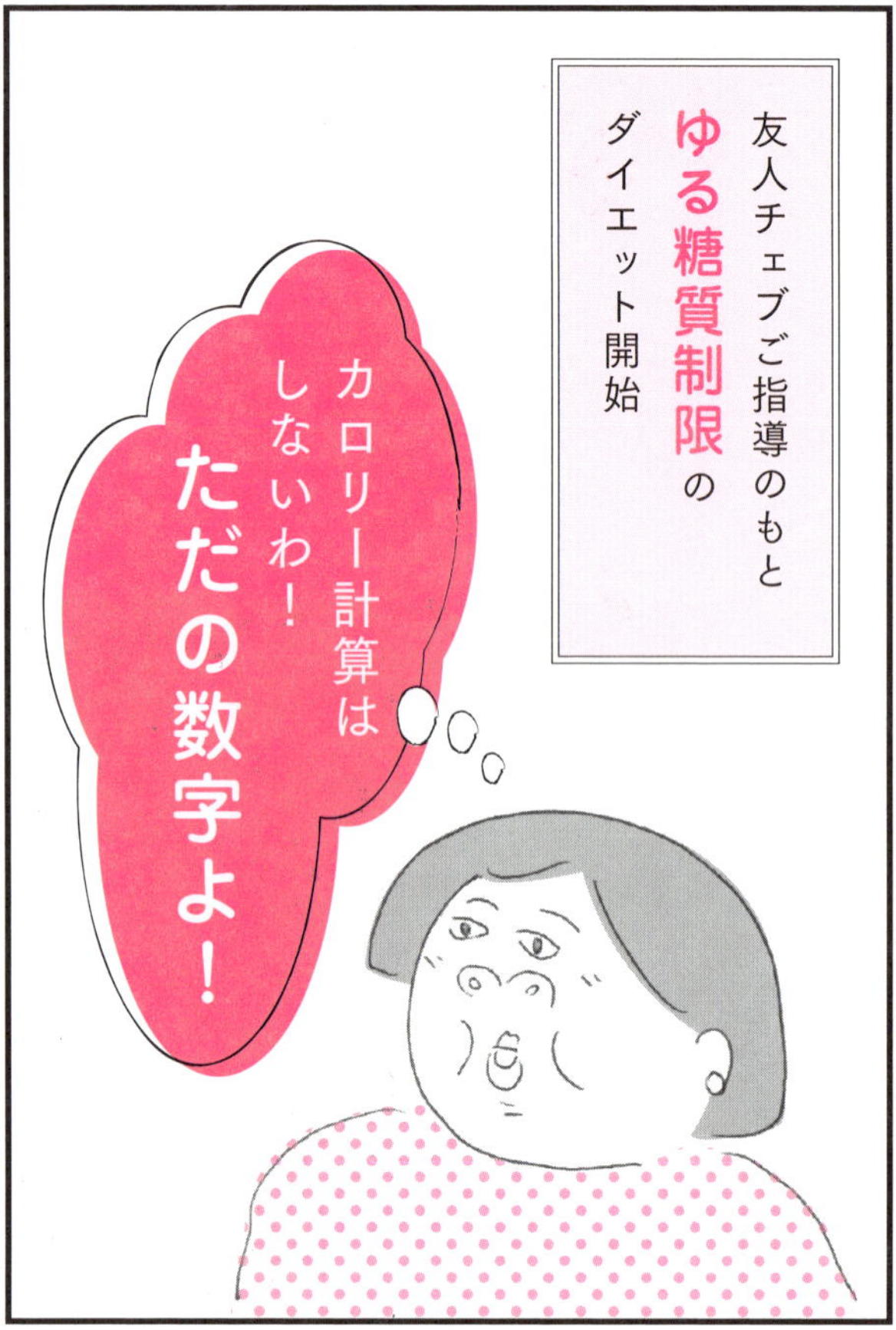
友人チェブご指導のもと
ゆる糖質制限の
ダイエット開始
カロリー計算は
しないわ！
ただの数字よ！

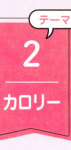

私は、それまでダイエットといえばカロリーしか考えていなかったけれど、そもそもカロリーってなんだろうか？　と疑問に思い、友人チェブに聞いたところ、

「カロリーっていうのは計算上の数字なの。カロリーという食べ物はないし、カロリーという成分もない。人間は数字を食べて太るわけじゃないのでカロリーは気にしなくてよし！　**カロリー計算なんていらない！**」とキッパリ。

さらに、「**糖質の量に気をつけ**

After

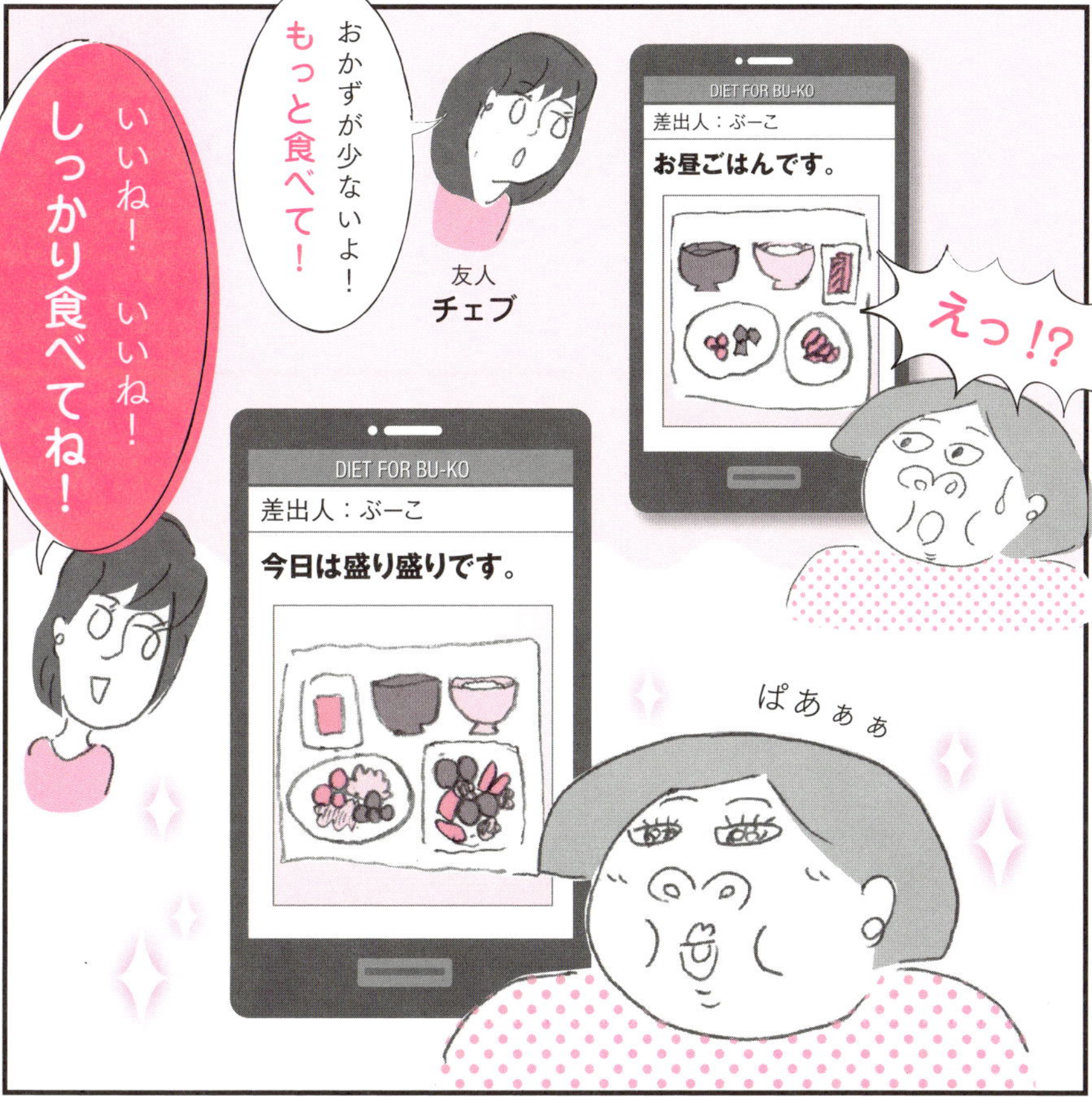
DIET FOR BU-KO
差出人：ぶーこ
お昼ごはんです。
えっ!?
友人
チェブ
おかずが少ないよ！
もっと食べて！
いいね！　いいね！
しっかり食べてね！
DIET FOR BU-KO
差出人：ぶーこ
今日は盛り盛りです。
ぱあぁぁ

ればいいだけで、食べちゃいけないものはない。脂質やたんぱく質では太らないからしっかりとって大丈夫。肉、魚、野菜、卵、豆類、きのこ類、海藻類などいろんな栄養がとれるおかずをしっかり食べて」と言われました。

これは今までの私のダイエットの常識をくつがえす衝撃的な言葉でした。

そして「ゆる糖質制限ダイエット」を始め、朝昼晩に食べたものの写真をチェブに送信。

すると写真を見たチェブから、「もっとおかずを食べて！　減らしたらダメ。もっと食べ

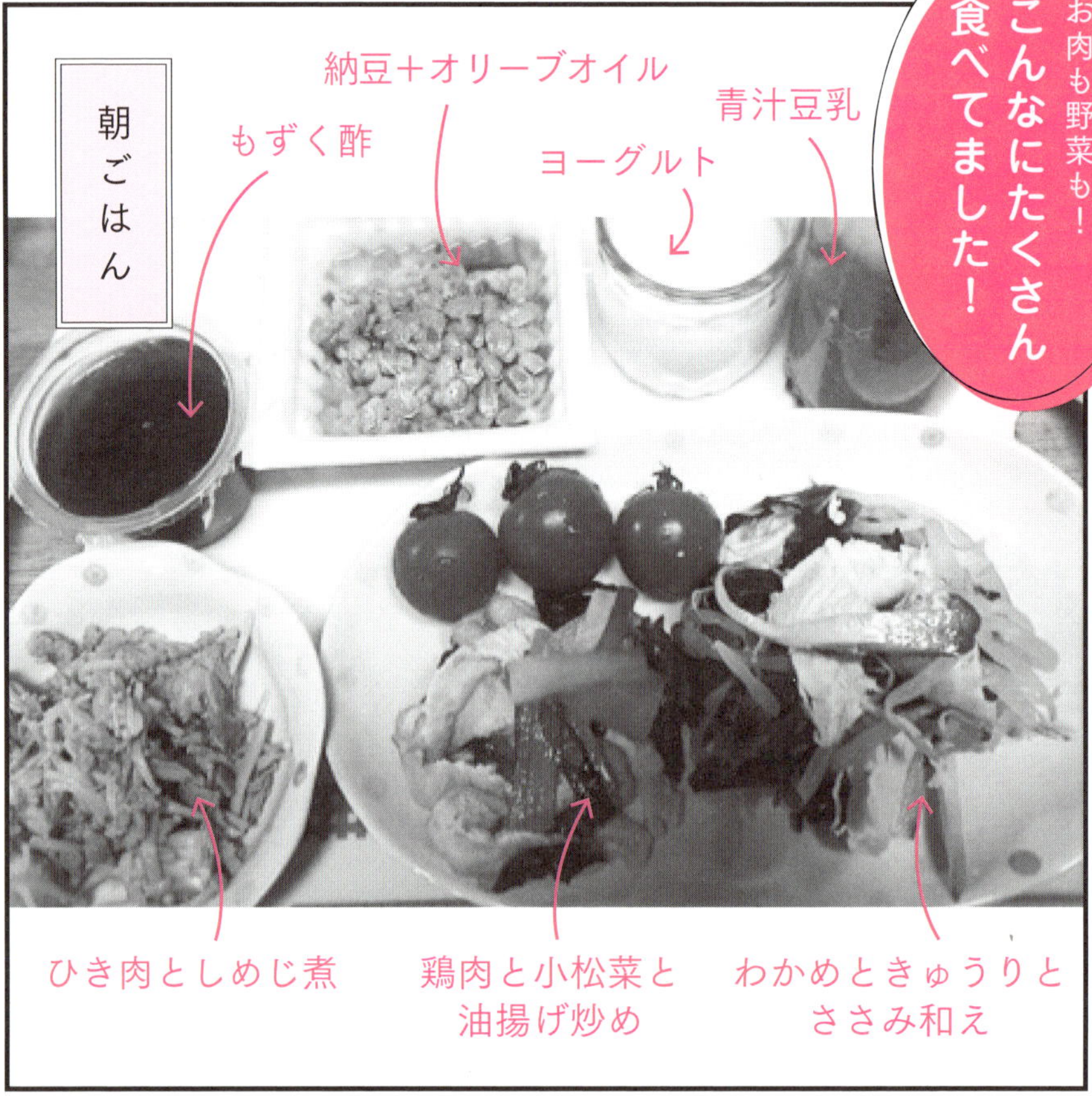
お肉も野菜も！
こんなにたくさん食べてました！
朝ごはん
納豆＋オリーブオイル
もずく酢
ヨーグルト
青汁豆乳
ひき肉としめじ煮
鶏肉と小松菜と油揚げ炒め
わかめときゅうりとささみ和え

て！」と言われ、「えっ！　何ですって!?　もっと食べていいの？　マジか？　マジか？　まじか？　マジですか〜〜〜!?」。

その後も毎日写真を送るたびに、「減らしたらダメ」「もっと食べて」と言われ続けました。

「ダイエットは〝食べない〟〝我慢〟じゃないのか？」「しっかり食べたら太るんじゃないのか？」**「肉も魚もチーズもマヨかけサラダも、こんなに食べていいのか？」**と半信半疑でした。

でも、「食べていい」と言われ、**うれしくて心はマシュマロのように軽い状態に。**

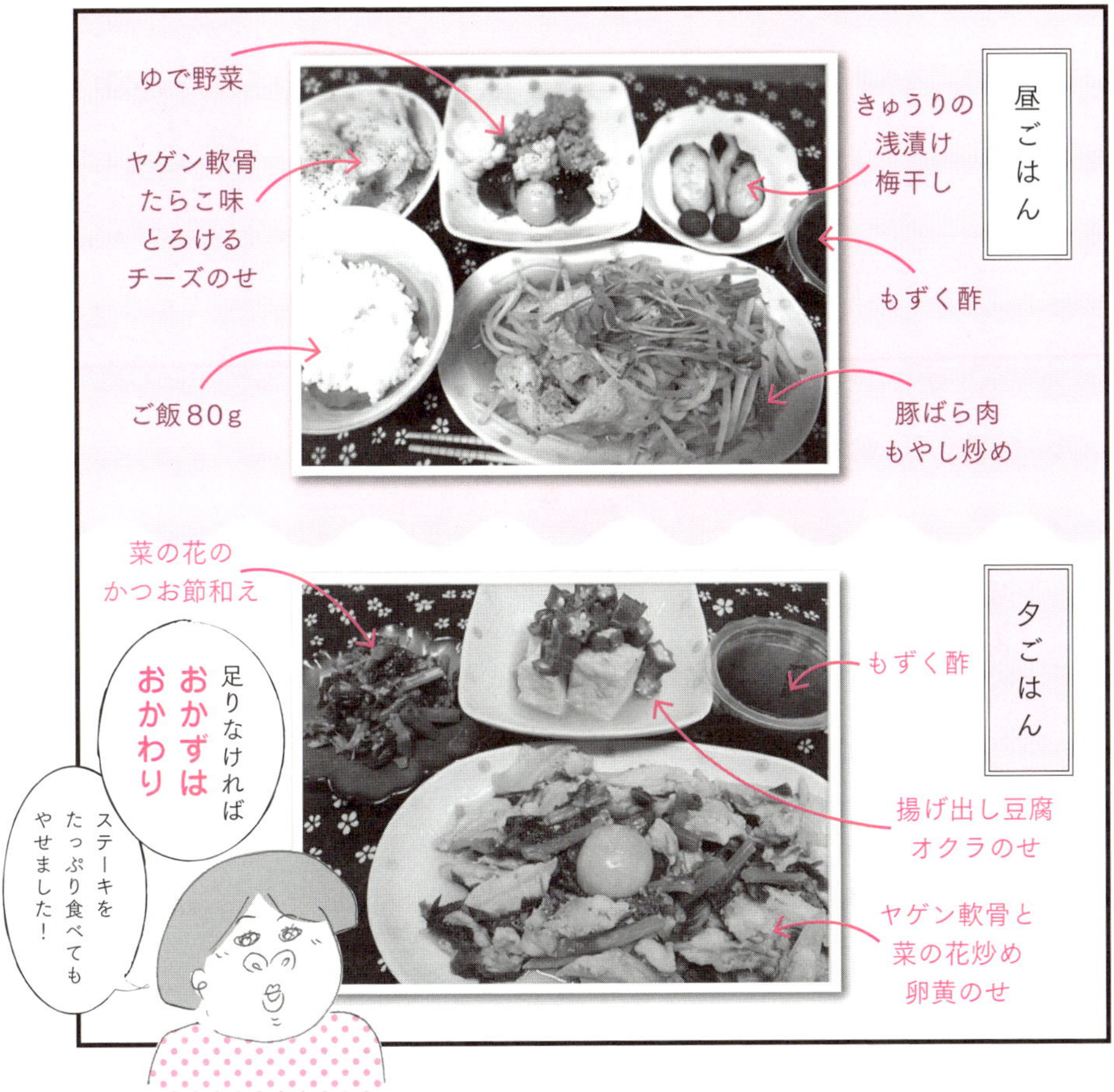

そしてチェブの言葉通り、主食は減らし、毎日、三度の食事でおかずをたっぷり食べていました。

最初の1ヵ月間はスナック菓子、炭酸ジュース、アイス、菓子パンなど間食はすべてやめたけれど、**「この量を食べていいなら楽だわ！　続けていける！」**と思い、間食したいときは高カカオチョコやチーズ、アタリメやおつまみ昆布などを食べました。

そしてそんなに食べていたのに、**実際に体重は一日一日、面白いように減っていきました。**我慢がいらないからストレスがなく、うれしい気持ちだったからこそ続けられたんだと思います。

テーマ
3
食べ順

食べる順番を守る

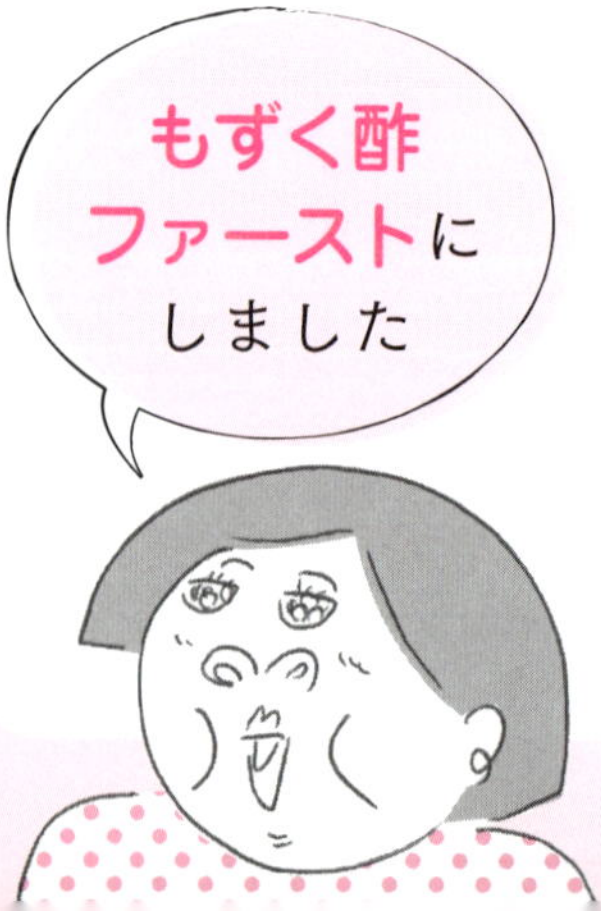
もずく酢
ファーストに
しました

ダイエットの基礎知識

『食物繊維の多いものから食べると太りにくい』

食事をすると血糖値が急上昇し、余分な糖質が脂肪に変化してしまう。

でも**最初に食物繊維が多いものを食べておくと、その後に食べる糖質の吸収が緩やかになって**

脂肪に変わりにくい。

なので、

食物繊維の多いもの

↓

肉や魚のおかず

↓

ご飯などの主食

という順番で食べるのがものすごく大事！

テーマ 3 食べ順

デブだった私がしていたこと

[好きなもの、目についたものからすぐ食べる]

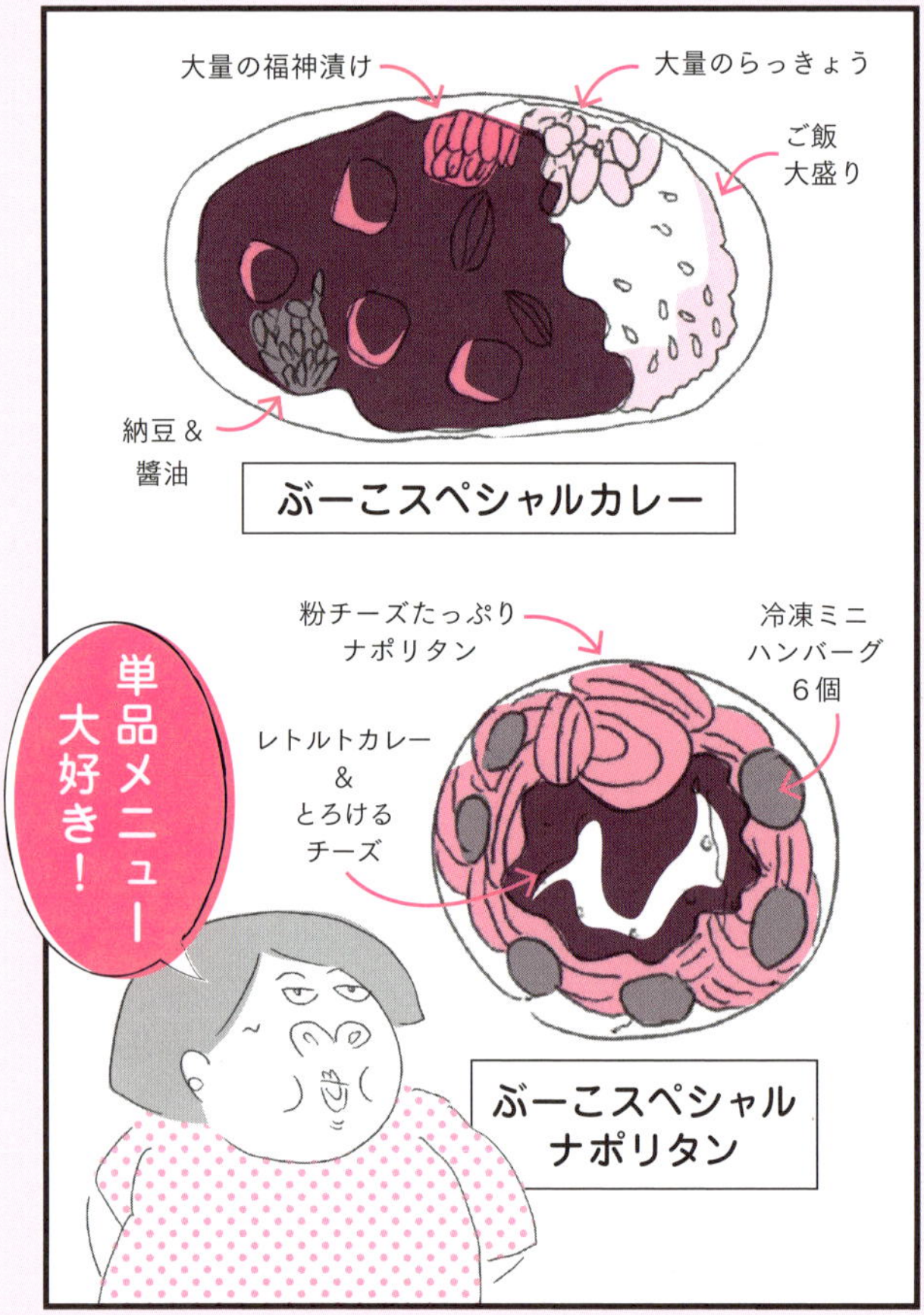

大量の福神漬け
大量のらっきょう
ご飯大盛り
納豆&醤油
ぶーこスペシャルカレー
粉チーズたっぷりナポリタン
冷凍ミニハンバーグ6個
レトルトカレー&とろけるチーズ
ぶーこスペシャルナポリタン
単品メニュー大好き!

食べる順番なんて考えたことは一度もありませんでした。好きなものをすぐ食べる、目についたものからすぐ食べる。**どれから食べても、お腹に入れば同じ!**

単品メニューが大好きで、よく食べていたのがパスタ。**パスタは必ず1袋700gを丸ごとゆでて、3種類の味のパスタを作ります(すべて私のもの)。**

まずは、ミートソース(タバスコをたっ

Before

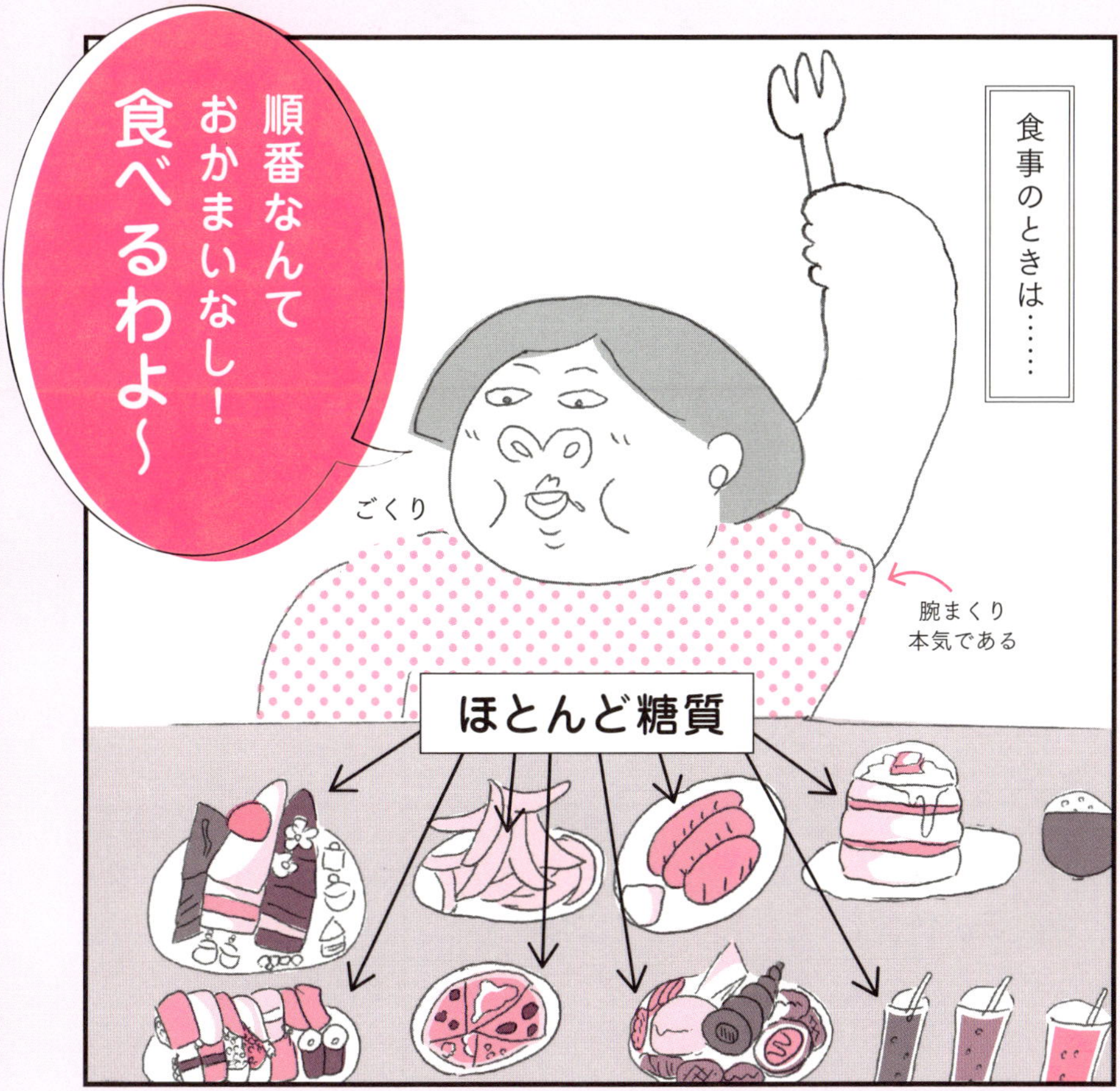
食事のときは……
順番なんておかまいなし！食べるわよ〜
ごくり
腕まくり
本気である
ほとんど糖質

ぷりかけて半分食べたところで、粉チーズをかけて2回味を楽しむ）。次はナポリタン（半分食べたらレトルトカレー&とろけるチーズをかけ、次に冷凍ミニハンバーグ6個をのせる）。最後はペペロンチーノ（普通に食べる）。これで3種類のパスタが6つの味に！　私って天才〜！　と本気で思っていました。ほかにもカレーや丼物などの単品メニューが多かったので**順番なんて一切なし！**

家族旅行で夕飯がバイキングだったときも、お寿司、天ぷら、うどん、肉、刺身、ケーキ、アイス……とたくさんの食べ物を目の前にしてテンションが上がり、順番なんて関係なく目についたものから口に入れ、何回もお代わりをしていました。

テーマ 3 食べ順

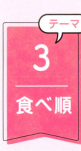

こうしたら私でもできた！

［もずく酢ファーストで食べる順番を守る］

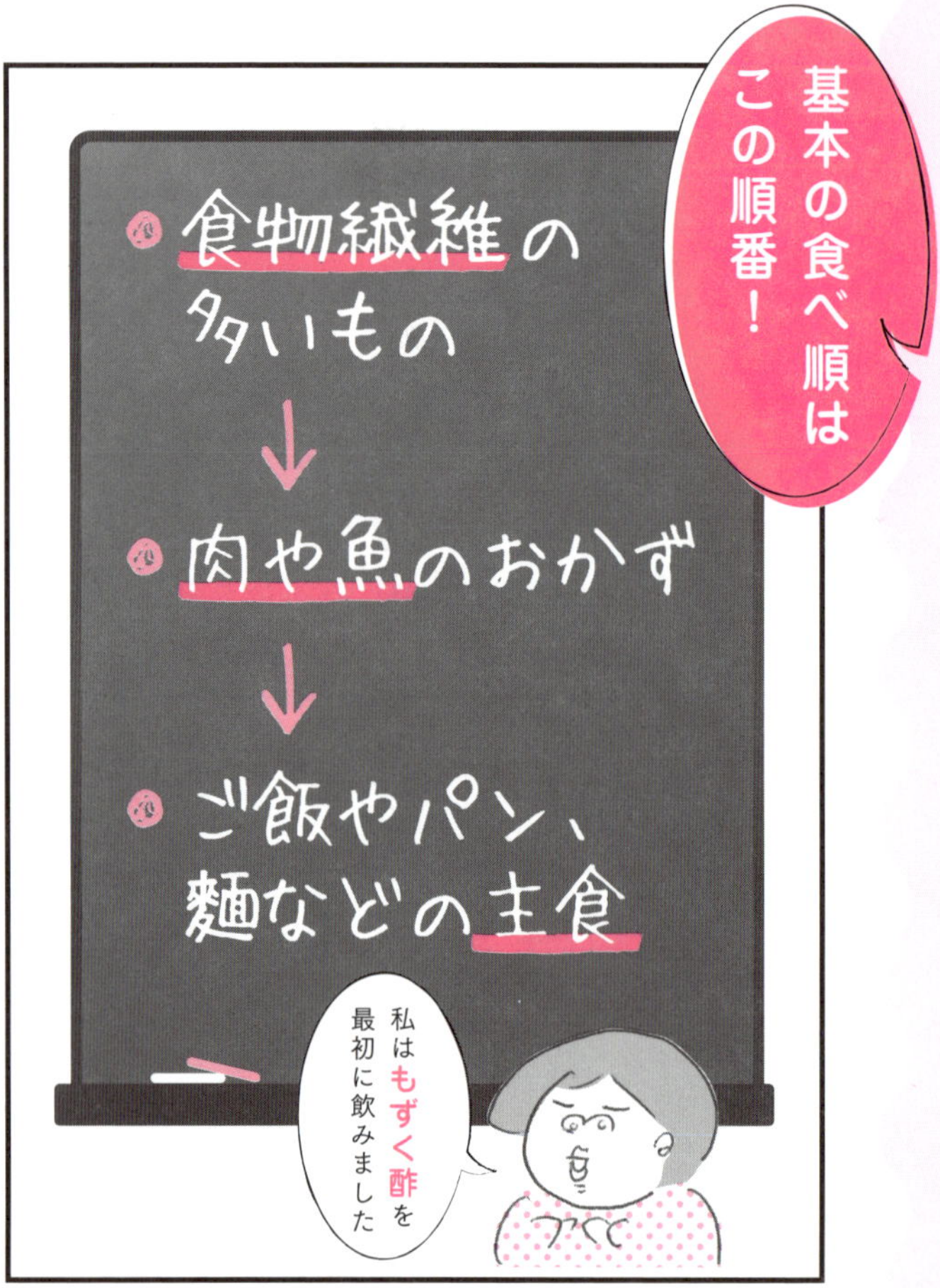
基本の食べ順はこの順番！
食物繊維の多いもの
↓
肉や魚のおかず
↓
ご飯やパン、麺などの主食
私はもずく酢を最初に飲みました

私がダイエットすると決めたとき、友人チェブが真っ先にアドバイスしてくれたのが、**「最初に必ずもずく酢を食べて！　食事制限なんてしなくてもいいからそれだけはやって！　それだけでも変わるから」**ということ。

ただ、私は酢の物をほとんど口にしたことがなく、もずく酢の食べ方すら知らなかったので抵抗がありました。そんな私にチェブは、「ゆる糖質制限ダイエットは単に

After

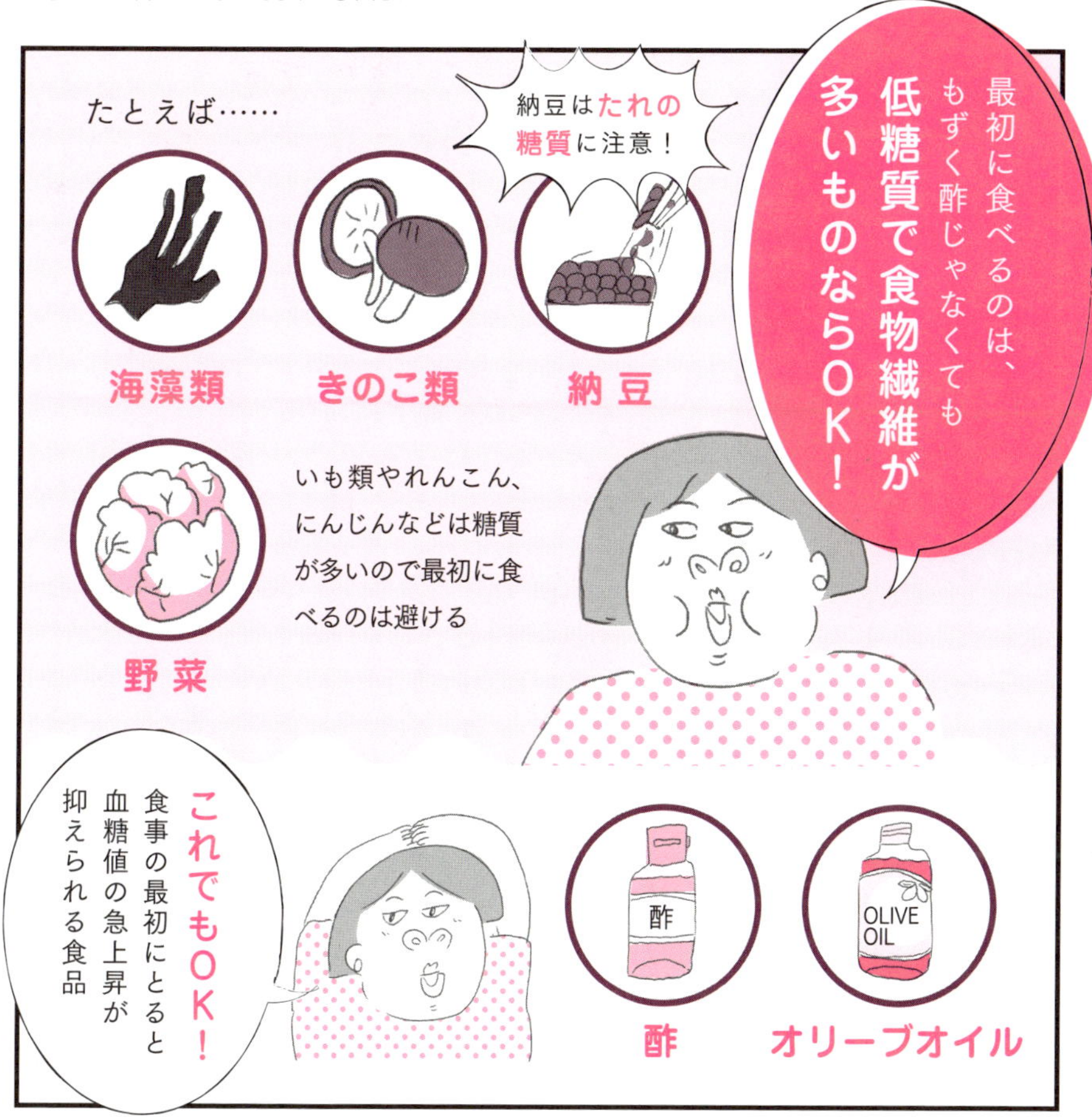

最初に食べるのは、もずく酢じゃなくても低糖質で食物繊維が多いものならＯＫ！
たとえば……
納豆はたれの糖質に注意！
海藻類
きのこ類
納豆
野菜
いも類やれんこん、にんじんなどは糖質が多いので最初に食べるのは避ける
これでもＯＫ！
食事の最初にとると血糖値の急上昇が抑えられる食品
酢
OLIVE OIL
酢
オリーブオイル

糖質を減らすことじゃないんだよ。食事をすると血糖値がどーんと上がるんだけど、そうすると体は余分な糖質をせっせと脂肪に変えちゃうの。だから血糖値が急上昇しないような食べ方も大事で、**最初に海藻みたいな食物繊維が多いものを食べておくと、その後に食べる糖質の吸収がゆっくりになって脂肪に変わりにくいの**」と熱く語りました。

私は最初、血糖値という言葉も難しく感じたし、食物繊維すらなんなのかよくわかりませんでした。でも面倒くさがり屋の私の性格をよくわかっているチェブに、「もずく酢ならツルッと食べられるから面倒くさくないでしょ？　だから、**もずく酢**→

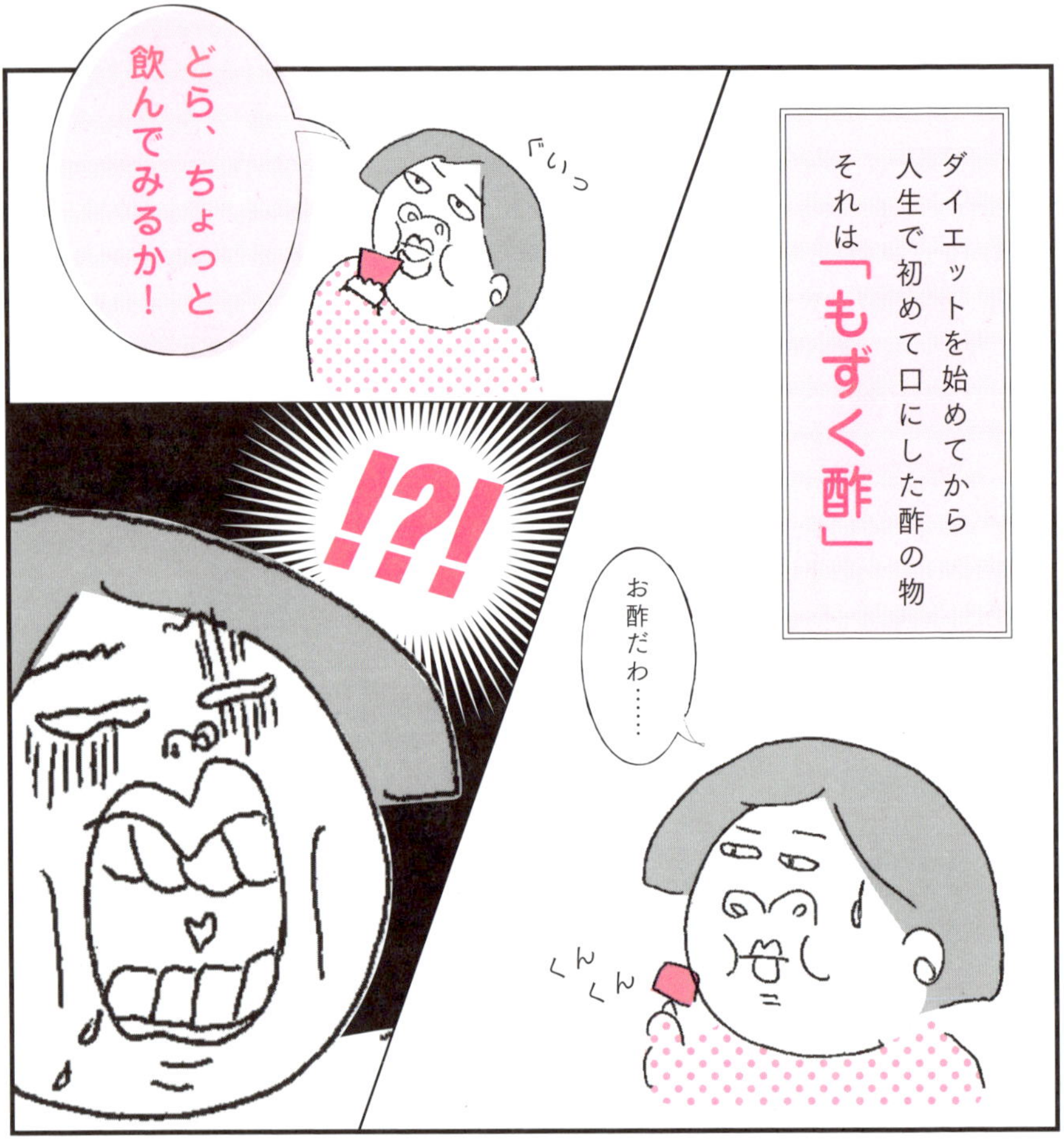
ダイエットを始めてから
人生で初めて口にした酢の物
それは「もずく酢」
お酢だわ……
くんくん
ぐいっ
どら、ちょっと飲んでみるか！
!?!

野菜のおかず→肉や魚のおかず→ご飯の順番で食べて」と言われ、やってみることに。

　もずく酢を初めて食べたとき、酢の酸っぱさを今まで知らなかったので、強力な酢のパワーに**地獄にいるのか**と思うほど思い切りむせてしまいました。でも毎日続けるうちに簡単に飲むコツを覚えました。鼻で息をせず口で息をしながらグイッグイッグイッと3回で飲み込むのです。こうするとむせずに飲めました。

　さらにネットでもずく酢のことを調べたら、糖質ゼロで、水溶性食物繊維が豊富だから便秘にもよく、お肌ツルツル効果や、免疫力アップ、血液サラサラなどすごい効果があることが判明。私が買ってい

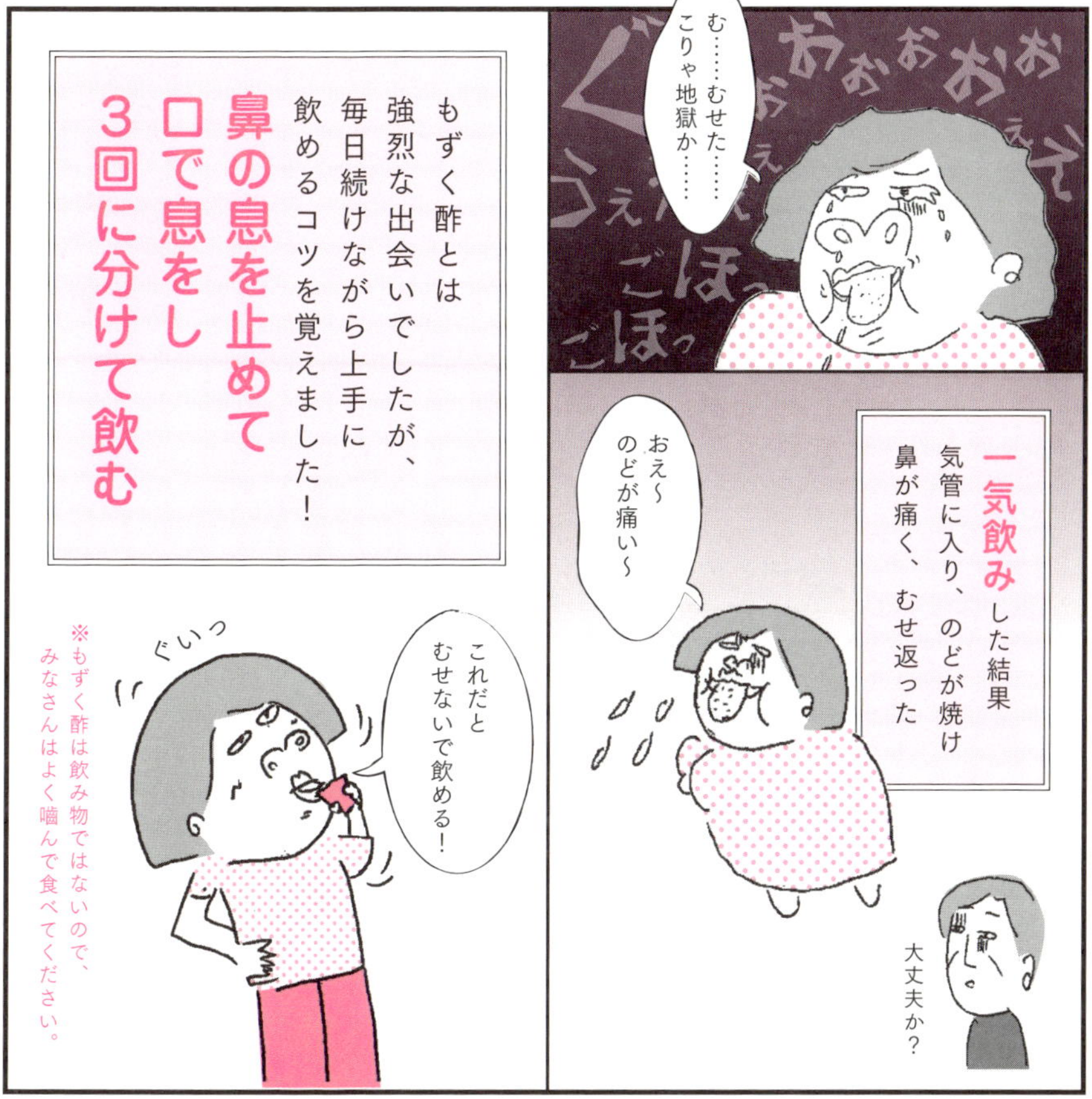
む……むせた……
こりゃ地獄か……
ごほっ
ごほっ
一気飲みした結果
気管に入り、のどが焼け
鼻が痛く、むせ返った
おえ〜
のどが痛い〜
大丈夫か？
もずく酢とは
強烈な出会いでしたが、
毎日続けながら上手に
飲めるコツを覚えました！
鼻の息を止めて
口で息をし
3回に分けて飲む
ぐいっ
これだと
むせないで飲める！
※もずく酢は飲み物ではないので、
みなさんはよく噛んで食べてください。

るもずく酢は3個パックで98円！　**一日98円ならお菓子代より安い！**　超お得なダイエットサプリです！

実は、いまだにもずく酢をおいしいと思ったことは一度もないけれど、やせられたのは、この「もずく酢ファースト」の効果もあると思っています。もずく酢は、肌のハリやシワにもいいらしく、私が20kgやせてもシワやたるみが出ないのも、もずく酢のおかげかもしれません。

ちなみに、もずく自体は糖質ゼロでもたれに糖質が入っています。私の買っているものは1個で糖質1・5gですが、商品によっては5gほど入っているものもあるので必ず成分表示を見たほうがよいです。

テーマ
4
調味料・油

調味料と油をかえる

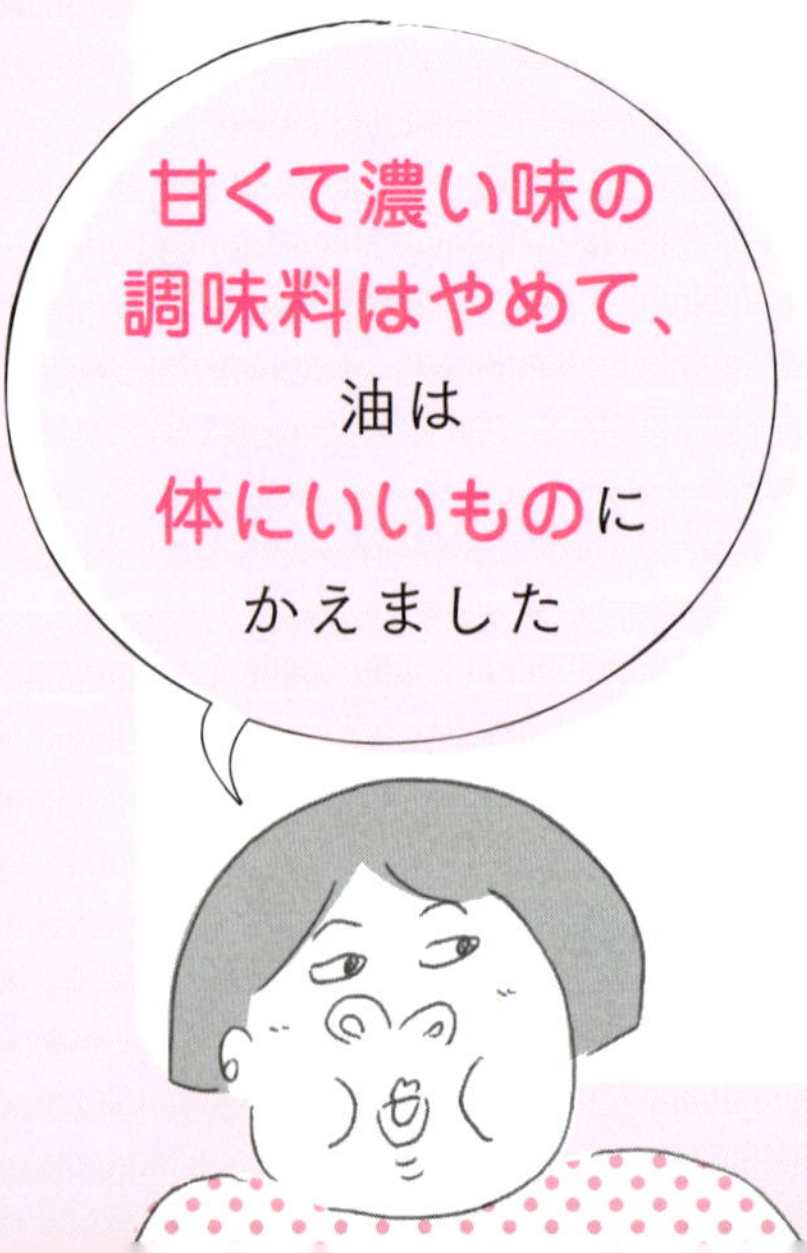
甘くて濃い味の
調味料はやめて、
油は
体にいいものに
かえました

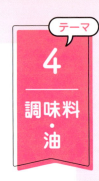

ダイエットの基礎知識

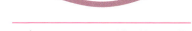

「調味料などの〝隠れ糖質〟が太る原因に」

ケチャップやソース、みりん、たれなど調味料の中には意外なほどの **〝隠れ糖質〟が含まれている。**

無意識に毎日使っていると、〝チリツモ〟で太る原因になるので、調味料は塩やスパイスなど低糖質のものにかえるのがやせるコツ。

また、質の悪い油は体を錆びつかせるけれど、

質のよい油なら、
脂肪をつきにくくし、
血液をキレイにしてくれる

そうなので、油もかえるのが◎。

テーマ
4
調味料・油

デブだった私がしていたこと
[ケチャップ・ソース・片栗粉たっぷり!]

Before

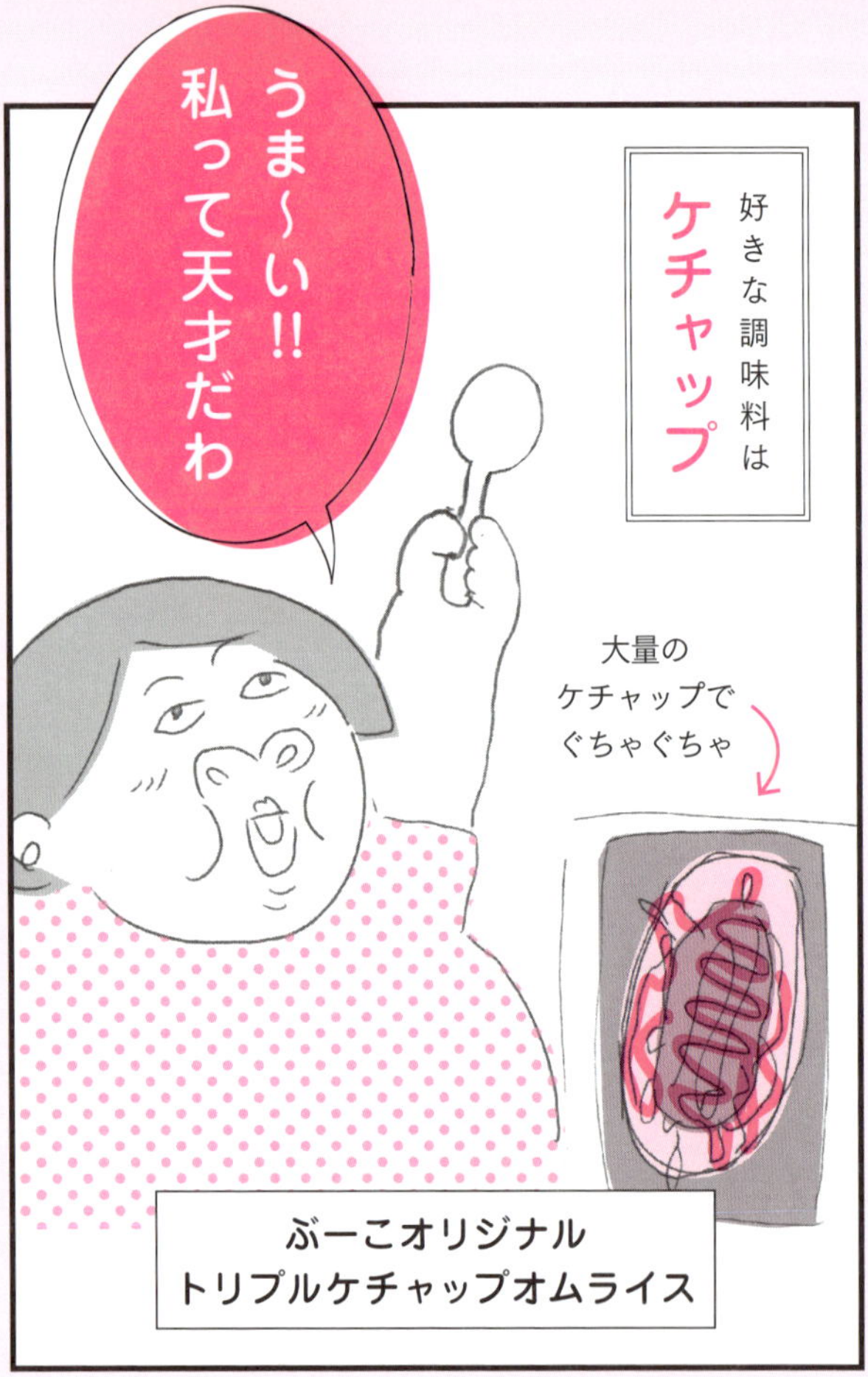

好きな調味料はケチャップ
うま〜い!! 私って天才だわ
大量のケチャップでぐちゃぐちゃ
ぶーこオリジナル
トリプルケチャップオムライス

ダイエット前に私が大好きだった調味料。それは、ズバリ! **ケチャップと〝ドロドロ〟のソース!**

最強はケチャップ! チキンライスに半熟のオムレツをのせてケチャップをかけ、その上にとろけるチーズをのせて〝レンチン〟し、さらにケチャップをかけると「トリプルケチャップオムライス」のできあがり。ヒャッホーウ! 私って天才!

ミートソースもナポリタンも好きで、やはりケチャップ最高! と思っていました。

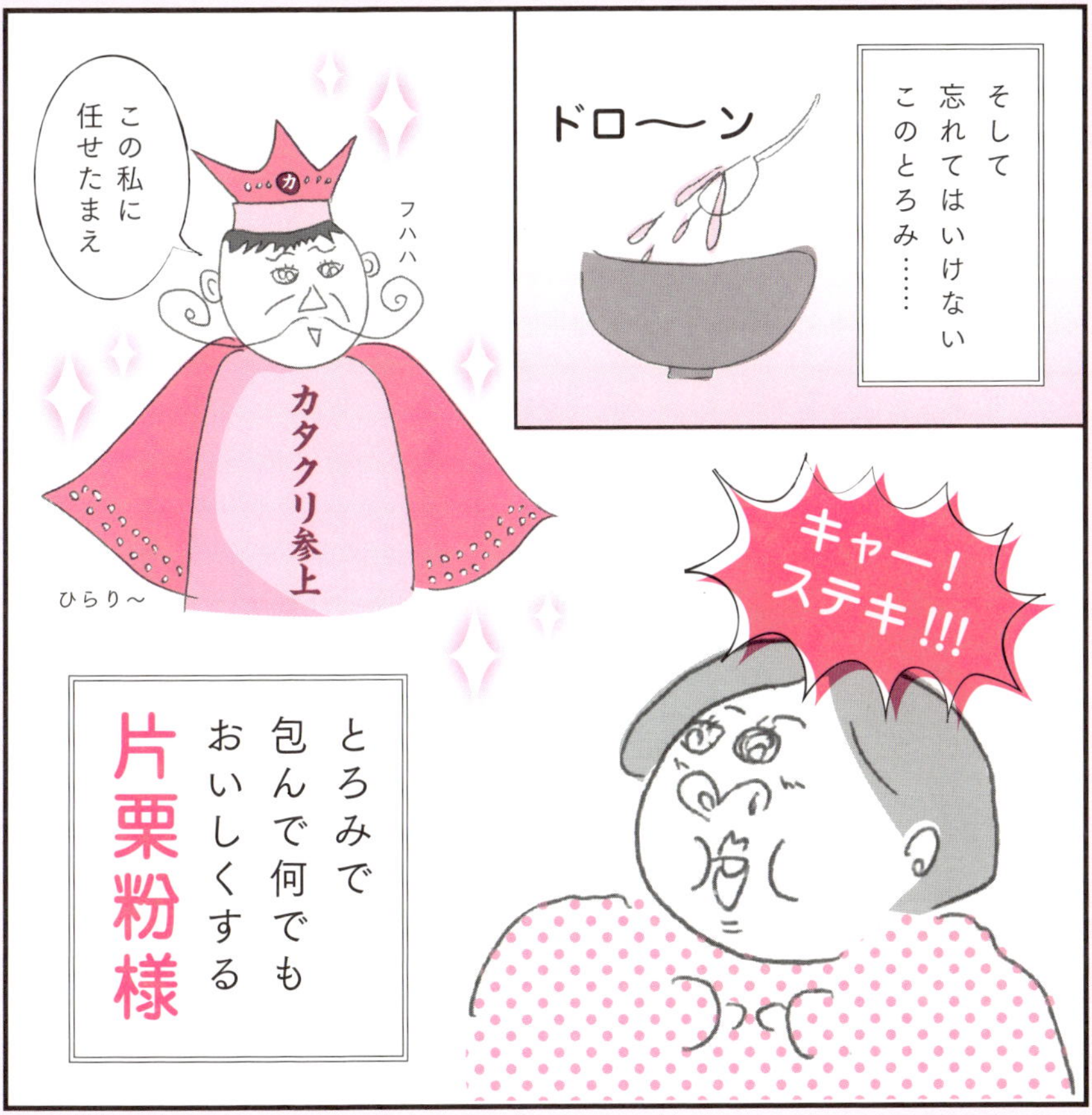
そして
忘れてはいけない
このとろみ……
ドロ〜ン
この私に
任せたまえ
フハハ
カタクリ参上
ひらり〜
キャー！
ステキ!!!
とろみで
包んで何でも
おいしくする
片栗粉様

ソースはさらさらじゃない、ドロドロタイプのソースが大好きでした。コロッケの上にタラーンとかけて染み込む前に食べる！　染み込んだのもまたうまい！　ソースとマヨネーズを合わせてあじフライにかけてもおいしいし、唐揚げにも合うし、あのドロドロがたまらない！

あと、片栗粉も大好きでした！　普通の炒め物も、片栗粉を加えるだけで「とろみのついた中華風」に変わるのです！　**片栗粉を見つけてくれた人には、感謝の言葉を言いたいくらい！**

こんなふうに無意識のうちに甘い味や濃い味の調味料ばかりを選んでいたのです。

テーマ

4 調味料・油

こうしたら私でもできた！

「調味料と油をかえる」

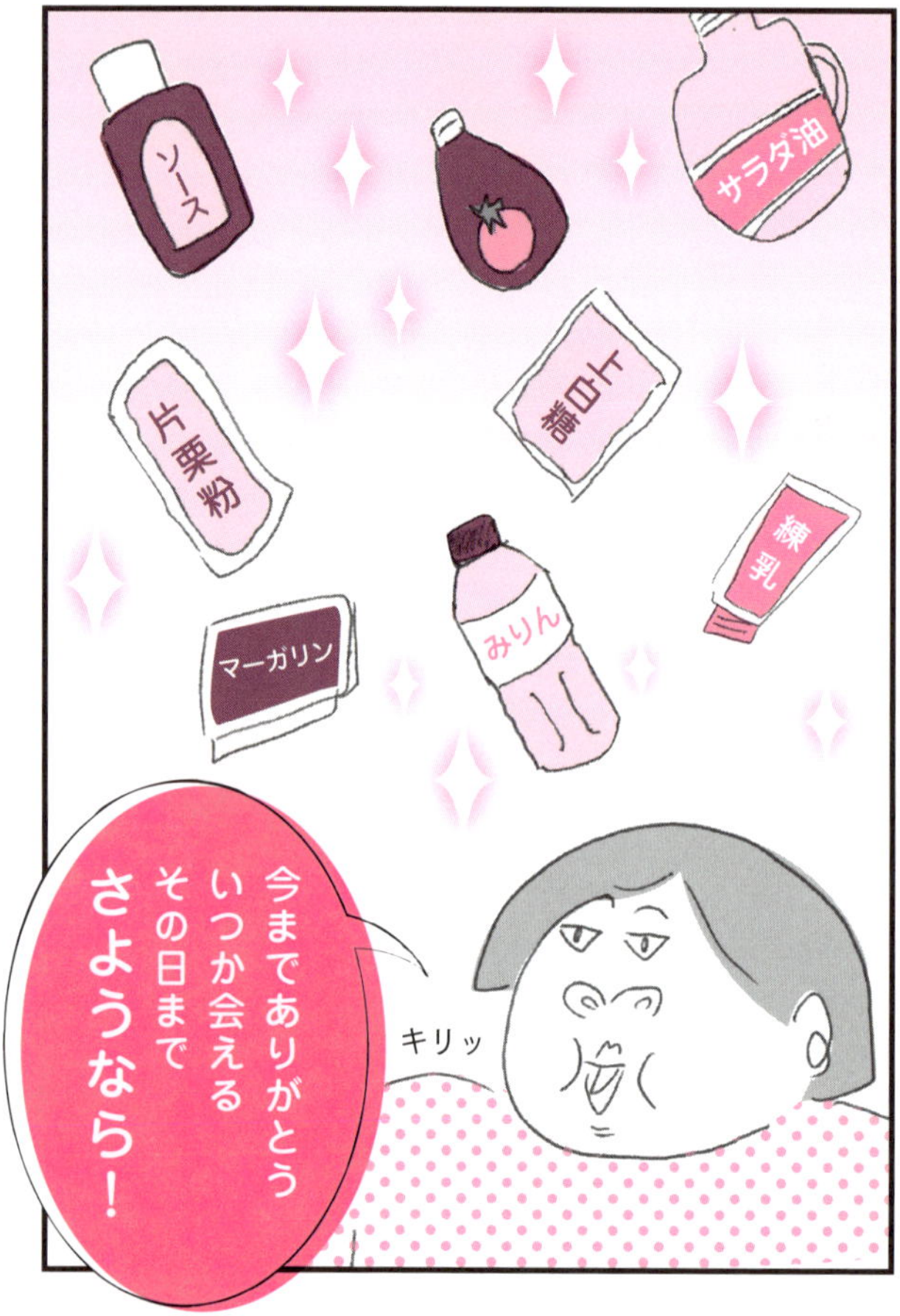

ゆる糖質制限を始めるとき、今まで使っていた調味料と油はバッサリ捨てました！　あれば食べたくなる！　なければ食べない！　これは、私の強い意志の表れでした。

料理の味付けは、**塩やハーブやスパイスを中心**にして、ほかにはめんつゆを少し使うだけ。スパイスを使い始めたのは、実は低糖質のおやつ「高野豆腐のフレンチトースト」を作ったとき。バナナをのせたら、これにはシナモンが絶対に合う！　と思い、スーパーのスパイスコー

After

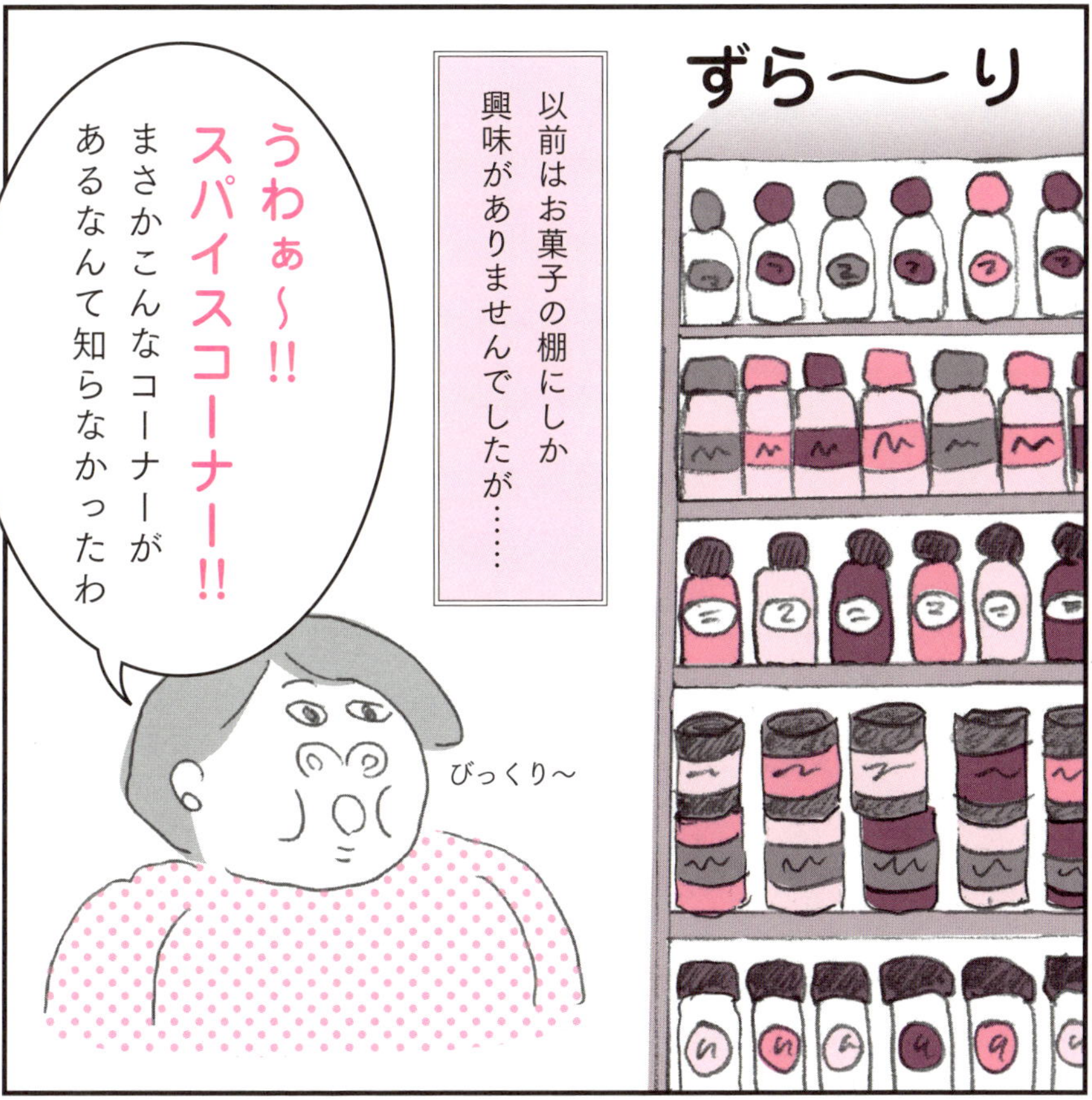
ずら〜り
以前はお菓子の棚にしか興味がありませんでしたが……
うわぁ〜!! スパイスコーナー!!
まさかこんなコーナーがあるなんて知らなかったわ
びっくり〜

ナーに行ったのがきっかけ。それまでは完全にスルーしていたコーナーですが、いろんなスパイスがあったので、ガーリックやチリペッパー、カレー粉なども購入。

そして家で、ヤゲン軟骨にガーリックとカレー粉をかけて食べたら、これがうまい!! ゆでた鶏肉にサラダにと、いろいろかけてみたらおいしくて、以来、愛用中。

ケチャップやソースは家族用に一番小さいサイズを買いましたが、私が使わなくなったら小サイズでも全然減らず、今まで私一人で大量に使っていたんだなと気づきました。

ただ、**高カロリーで太ると思っていたマヨネーズは、実は低糖質だと知りビックリ！**

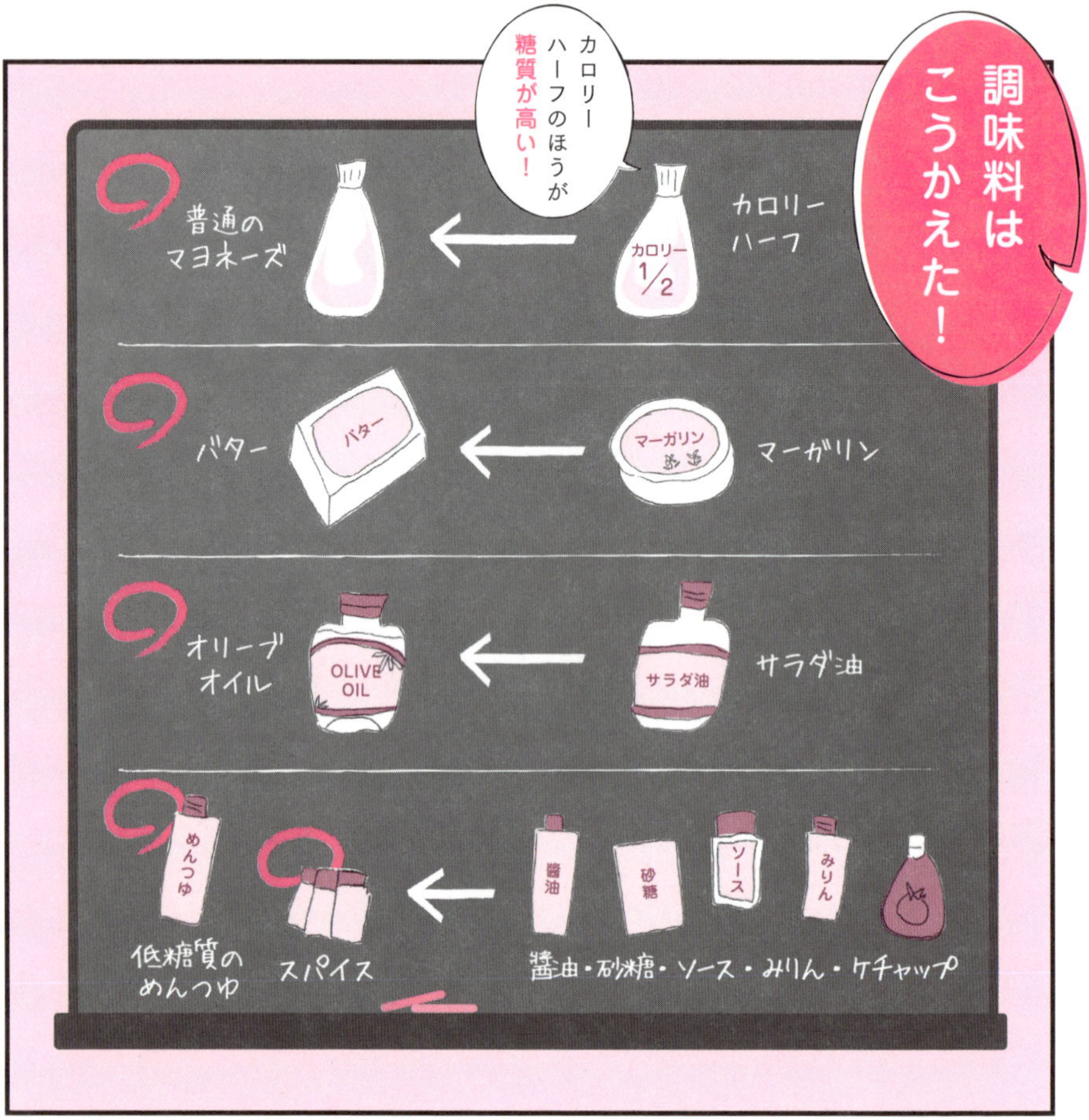

なのでマヨネーズは気にせず使っていますが、最近は、塩とオリーブオイルで味つけするほうが好きになりました。

砂糖は、最初は糖質ゼロの甘味料にかえましたが、特に使わなくても大丈夫かなと感じ始め、ほとんど使わなくなりました。

調味料のほかにかえたのが油です。**サラダ油はオリーブオイルにかえました。**〝オリーブオイルは体を錆びさせず、血糖値の上昇も抑えてくれて、オリーブオイルをたくさんとっている国の人は健康で長寿〟と聞いたからです。古い油は酸化していて体を錆びさせるとも聞き、質のよい油をとることに。特にさばやいわしなどの青魚の油は、「オメガ3系」という体に必須の油だと知り、さば缶をよく

体に悪い油、よい油って？

体に悪い油

- 酸化した油 ………古い油、高温で加熱した油など
- リノール酸（オメガ６系脂肪酸）を多く含む油 ………………………………サラダ油など
- トランス脂肪酸 ……マーガリンやショートニングなど

体によい油

- α-リノレン酸（オメガ３系脂肪酸）を多く含む油 ……………亜麻仁油、えごま油など
- DHA、EPA（オメガ３系脂肪酸） ………………………………………………青背の魚に多く含まれる
- オレイン酸（オメガ９系脂肪酸） ……オリーブオイルなど

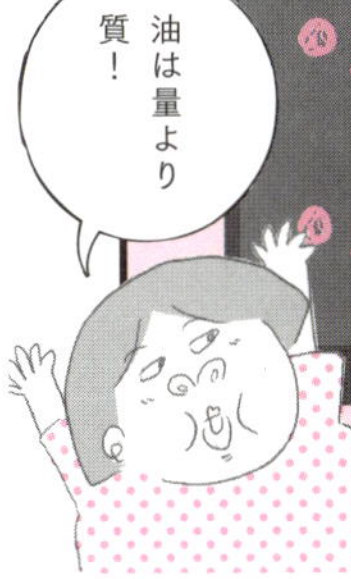

食べるようになりました。

　また、マーガリンはバターにかえました。それまではマーガリンが大好きで、バターなんて、固い、太る、値段が高いという認識しかなかったのですが、〝マーガリンは体に悪いトランス脂肪酸が多く含まれている〟と知り、バターにかえました。

　調味料をかえたら食事が薄味になったけれど、**食べるのを我慢することに比べたら、味付けが薄いことなんてどうってことない！**薄味だと素材そのものの味を感じるので、〝本当はこんな味だったのか！〟と**食を楽しめるようになった**ことも、濃い味から脱却できた理由です。

テーマ
5
間食

甘い間食を少しずつ減らしていく

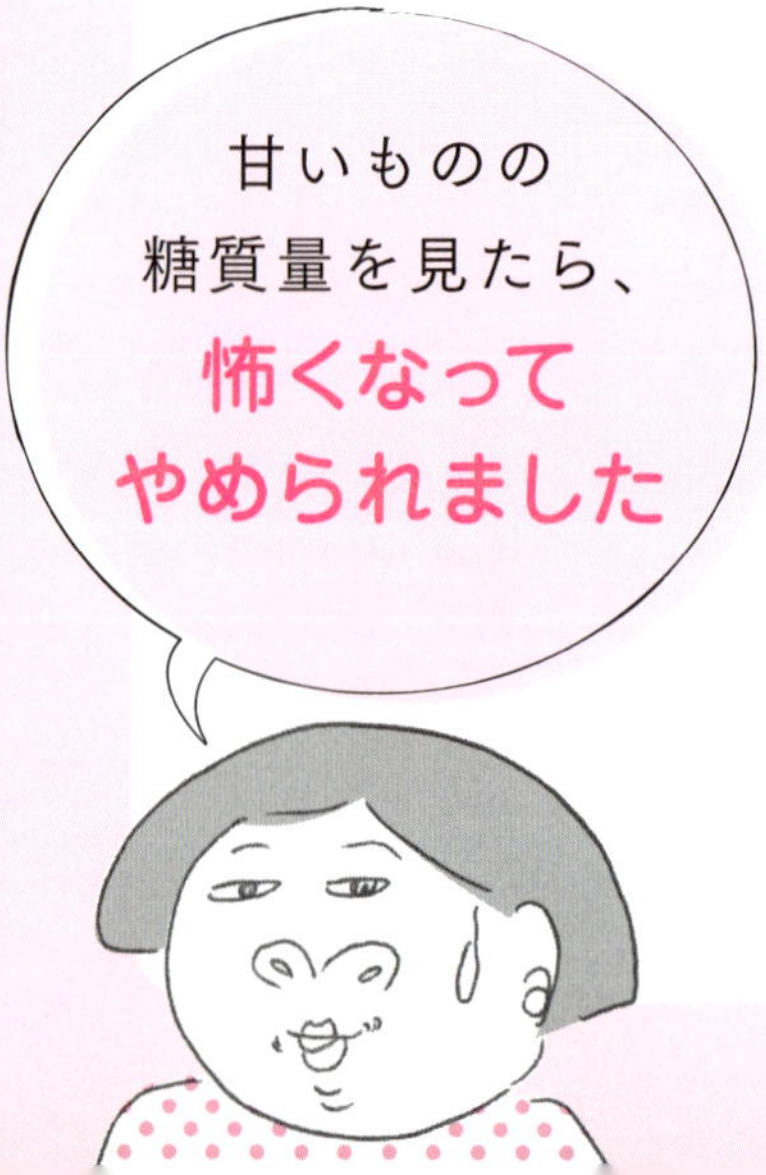
甘いものの
糖質量を見たら、
怖くなって
やめられました

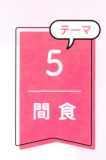

ダイエットの基礎知識

『食事をしっかりとれば、間食は減らせる』

太っている人は三度の食事以外の間食でとっている糖質量がものすごく多い。

甘いお菓子だけでなく、飴や清涼飲料、甘くない塩せんべいなどにも糖質がたっぷり含まれているので、何気なく食べていると**一日にとる糖質量はとんでもなく増加。**

特に炭酸飲料や缶コーヒーなど甘い飲み物には砂糖が大量に使われ、吸収が早いので血糖値を急上昇させて肥満のもとに。

食事をしっかりとっていれば間食は減らせる

ゆる糖質制限ダイエットは食事の我慢がないので、ストレスなくできました。

テーマ 5 間食

デブだった私がしていたこと

［365日、間食をしない日はない！］

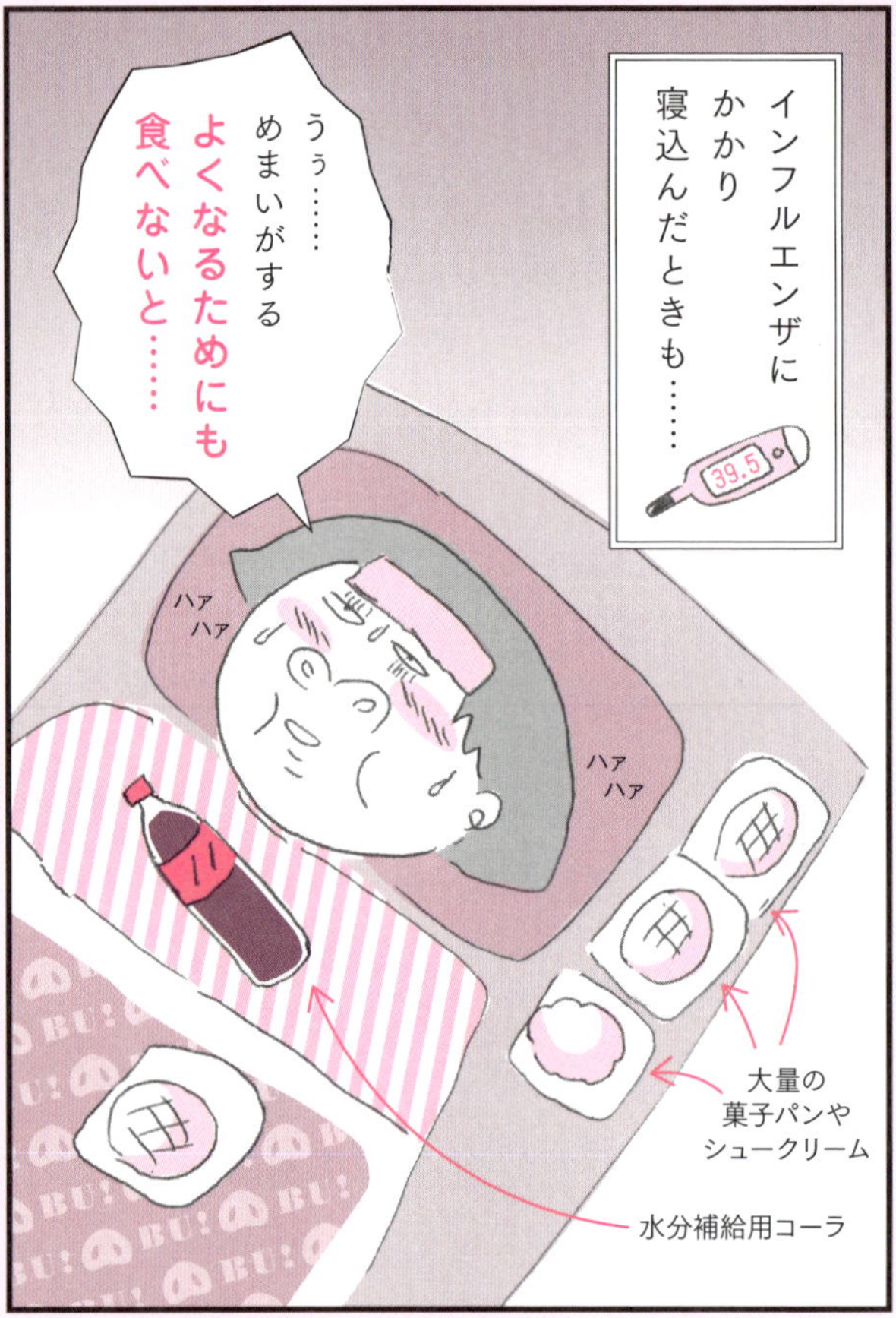
インフルエンザにかかり寝込んだときも……
うぅ……めまいがする
よくなるためにも食べないと……
39.5
ハァハァ
ハァハァ
大量の菓子パンやシュークリーム
水分補給用コーラ
BU!

朝起きて歯磨きをして朝食をとったら間食。そこから夜寝るまで常に何かは口にしている。これが私の毎日の習慣。

インフルエンザにかかり、高熱で体が痛いときでも、寝ながら食べやすい**シュークリーム**やのどに気持ちいい**アイス**を食べていました。

次々と新商品が出る**菓子パン**は飽きないし、季節限定や期間限定のお菓子も出たらすぐに食べて、「うーん、これはもっとパンチを利かせたほうがいいな」「おっ！

Before

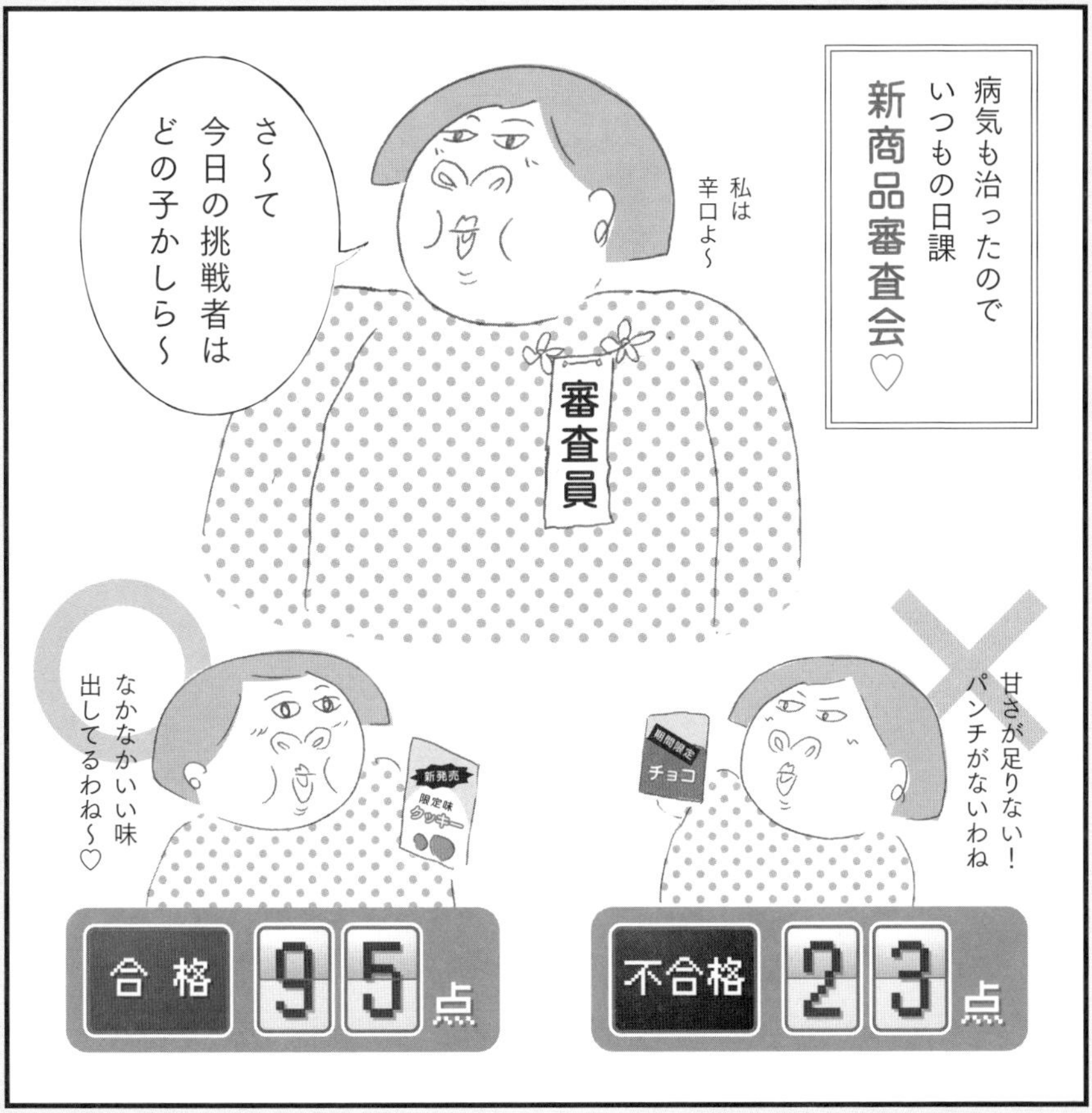

これは合格！」などと評価をしていました。

さらに、お菓子をそのまま食べるだけでは物足りず、**ポテトチップスなどに練乳やチョコレートソースをかけて**食べるのもお気に入り。

ホイップクリームは直飲みするのが好きで、冷蔵庫を開けてホイップクリームを手に取り、閉める前にはギュウと口に絞り出し飲んでいました。

炭酸飲料も大好きで、夏場は１・５ℓをラッパ飲み。ソファーに横になったまま飲む方法も編み出し、横向きで胸と胸の間にコーラを挟み、ゆっくり寝返りをうって仰向けに。反対側を向くまで、飲む！　飲む！　飲む！　これなら楽に飲めるとドヤ顔になっていました。

テーマ

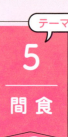

5

間食

こうしたら私でもできた！

［成分表示の糖質量を見て現実を知る］

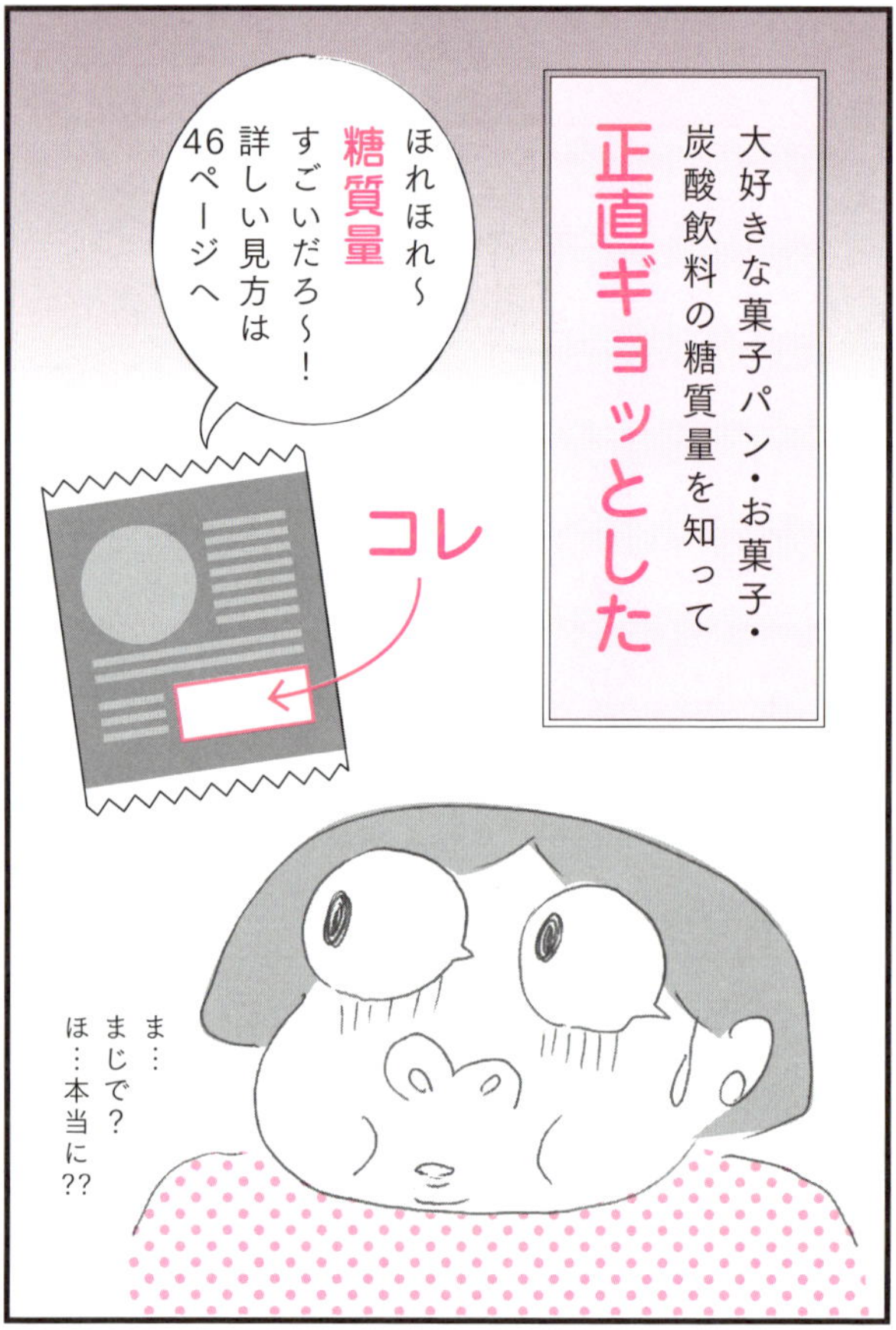
大好きな菓子パン・お菓子・炭酸飲料の糖質量を知って
正直ギョッとした
ほれほれ〜
糖質量
すごいだろ〜！
詳しい見方は46ページへ
コレ
ま…
まじで？
ほ…本当に？？

After

私がやった、ゆる糖質制限ダイエットは、食べる順番・量・食べる時間に気をつければ甘いものも食べてOKです。ただ、私は、ダイエットを始めた最初の1ヵ月は甘いものをキッパリやめました。

私が巨大化した3大原因は**菓子パン、お菓子、炭酸飲料。**これをなぜやめられたかというと、ダイエットを始めて食品の成分表示の糖質量（書いていない場合は炭水化物量）を見るようになったから。メロンパンは1個で糖質量約65g！角

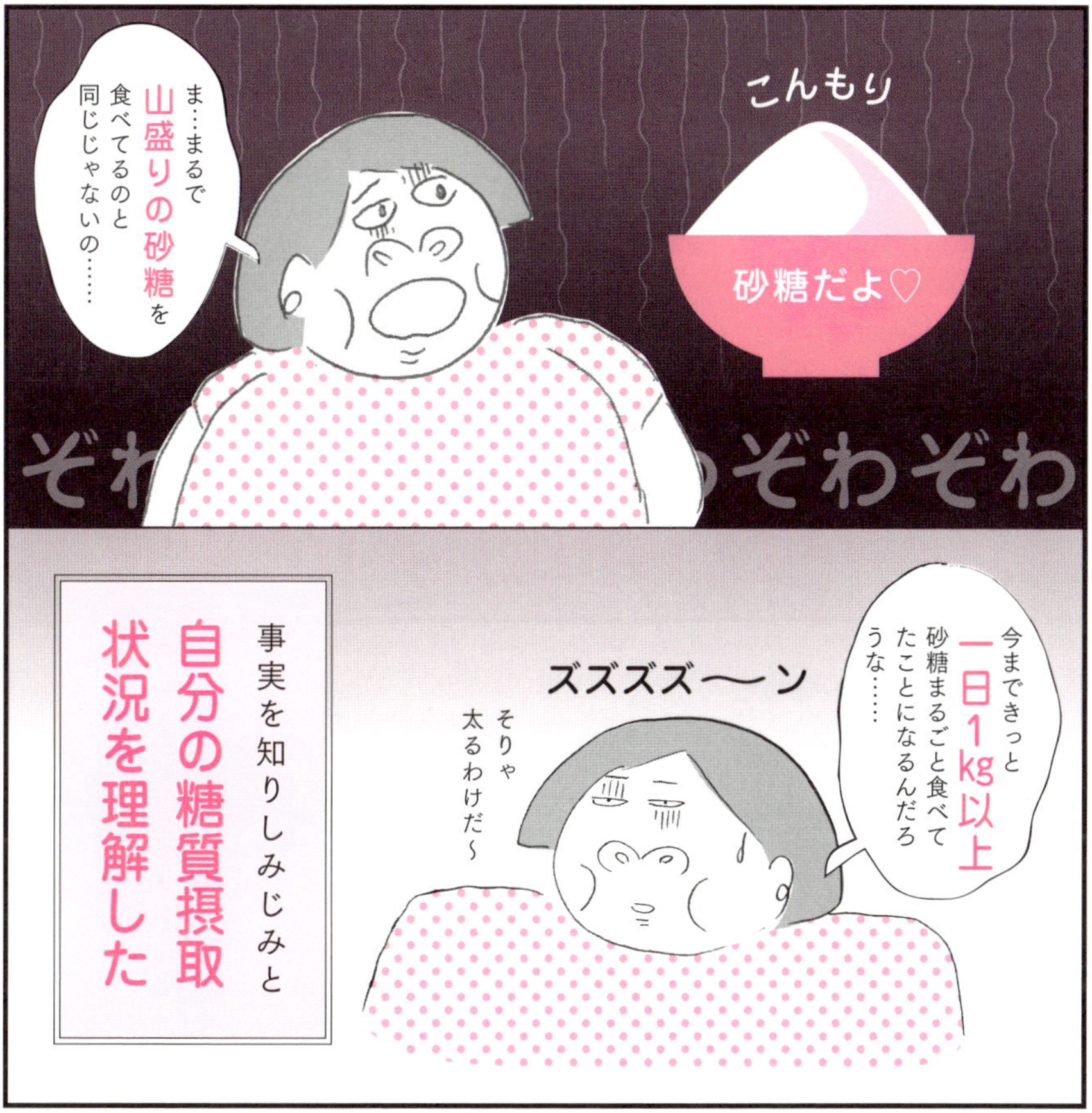
こんもり
砂糖だよ♡
ま…まるで山盛りの砂糖を食べてるのと同じじゃないの……
ぞわ
ぞわぞわ
今まできっと一日1kg以上砂糖まるごと食べてたことになるんだろうな……
ズズズズ〜〜ン
そりゃ太るわけだ〜
事実を知りしみじみと自分の糖質摂取状況を理解した

砂糖約17個分！　黒糖蒸しパンは1個で炭水化物量138・9gと3ケタ！　私はさらにこれにピーナツバターやジャムを塗って食べていたのです。よく食べていたふ菓子は1袋で糖質量100g！　チョコレートパイは1個16・7g！　炭酸飲料は500㎖1本で50g以上！

　いつも食べたり飲んだりしていたものが**砂糖の塊**だったと知り、〝こんなもので巨大化するのは嫌だ〟と強く思えて、〝我慢して食べない〟のでなく〝恐ろしくて食べたくない〟になりました。

　そして甘いものを買い物かごに入れなくなり、家に置いてあった段ボール2箱分の自分のお菓子も段ボールごと捨てました。

　その分、食事のとき**おかずをしっ**

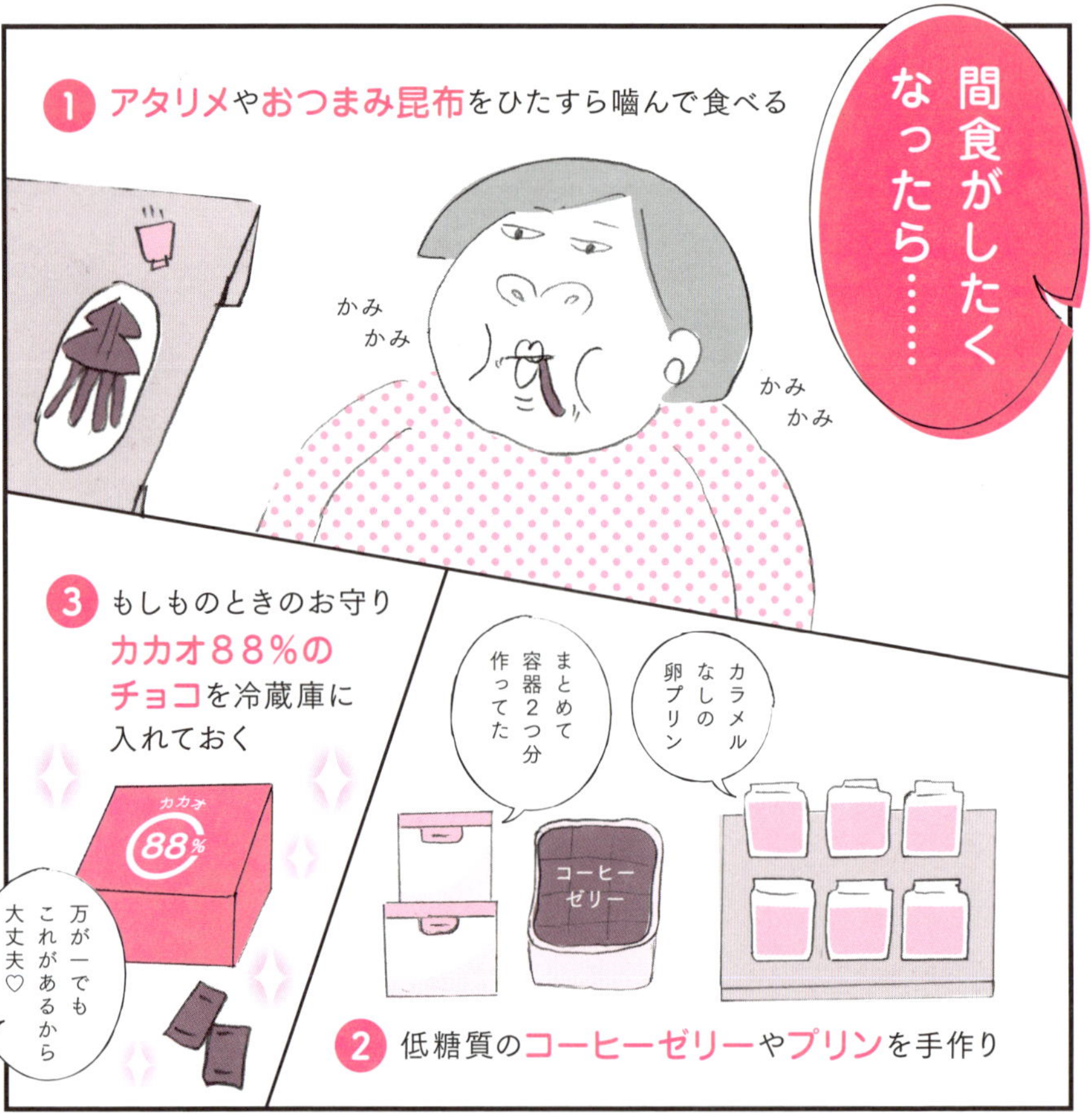
間食がしたくなったら……
1 アタリメやおつまみ昆布をひたすら噛んで食べる
かみかみ
かみかみ
3 もしものときのお守り
カカオ88%のチョコを冷蔵庫に入れておく
カカオ 88%
万が一でもこれがあるから大丈夫♡
まとめて容器2つ分作ってた
カラメルなしの卵プリン
コーヒーゼリー
2 低糖質のコーヒーゼリーやプリンを手作り

かり食べようと自分に言い聞かせ、砂肝やヤゲン軟骨などの歯ごたえのあるものを加えたおかずを作って食べました。そうしたら、毎日体重が面白いように減っていき、最初の1ヵ月で7kg落ちました。

間食がしたくなったら、アタリメやおつまみ昆布など固くて低糖質のものを顎が疲れるくらい噛んで食べるようにしました。これで脳が落ち着きました。

生理前にどうしても甘いものが食べたくなったときには、ラカント（天然の甘味料）を使った低糖質のコーヒーゼリーやプリンを手作り。市販のものは砂糖がたっぷりですが、自分で作れば調節できます。

あとどうしても甘いものが欲しくなったときのために、冷蔵庫に糖質1個1gで

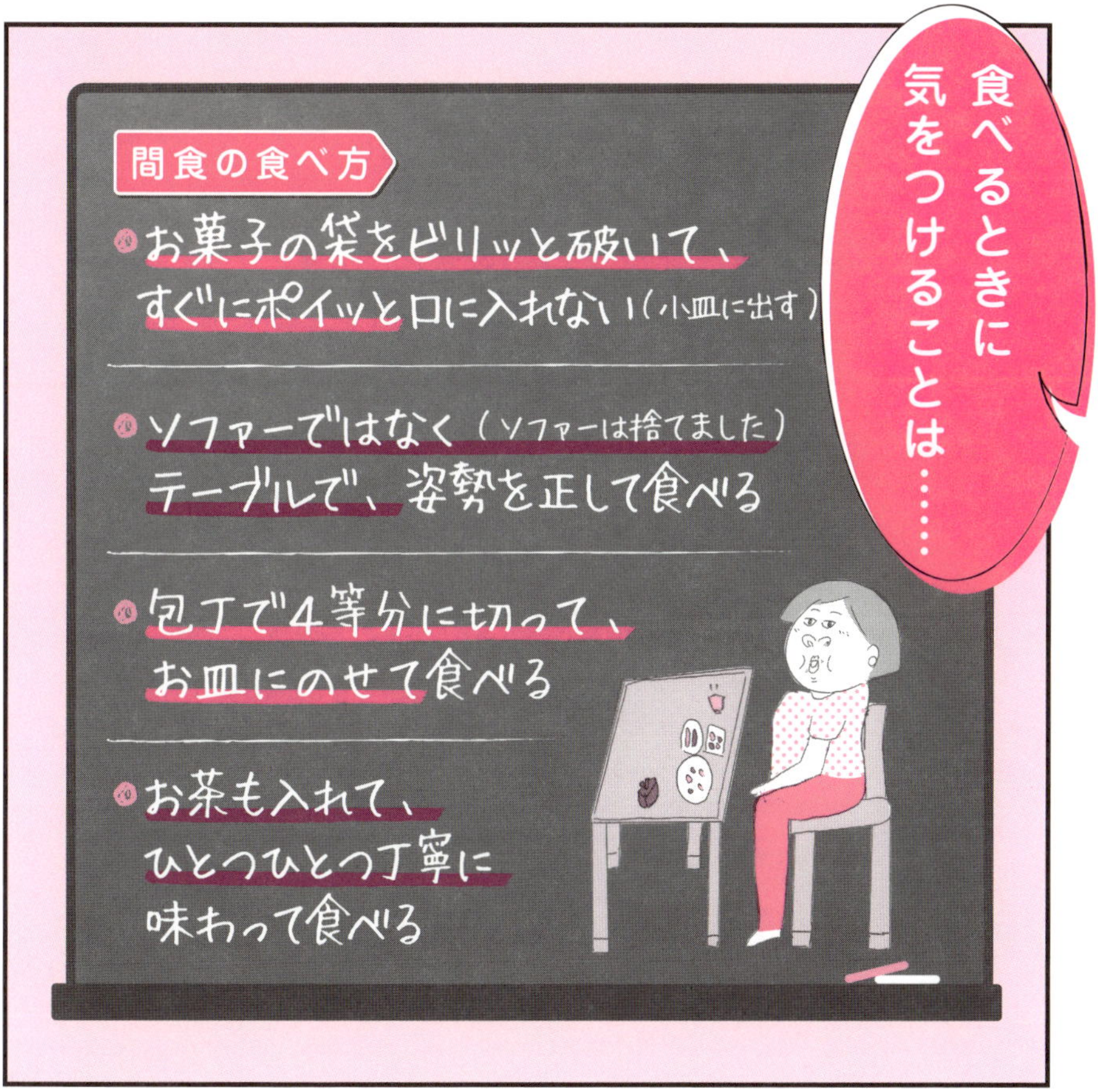

食べるときに気をつけることは……
間食の食べ方
お菓子の袋をビリッと破いて、すぐにポイッと口に入れない（小皿に出す）
ソファーではなく（ソファーは捨てました）テーブルで、姿勢を正して食べる
包丁で4等分に切って、お皿にのせて食べる
お茶も入れて、ひとつひとつ丁寧に味わって食べる

カカオ88％のチョコをお守りとして入れておき、食べるときには4つに割って1つずつゆっくり口の中で溶かして食べました。

ただし一日に何回も間食をしていてはダイエット前と変わらないので、〝何か食べたい〟と感じたら、リビングから離れて**歯磨き**をしました。極め付きは、パンツ一枚になり、鏡で自分の裸を見るようにしました。こうすると**〝私はまだこんなにデブなんだ！ これが現実！〟**と我に返れました。

こうして次第に甘いものを減らせましたが、最初は常に〝何か食べたい〟と、**「デブ脳」**が発動し、毎日が戦いでした。それをどう乗り切ったかは次の章で詳しくお話しします。

テーマ
5
間食

今思うと恐怖……私の練乳愛

やり方

1. 口を大きく開け、上から練乳を直接垂らす。
2. のどの奥まで練乳を入れる。
3. 甘さが口の中いっぱいに広がったら幸せを噛みしめる。

※よい子はまねしないでね。

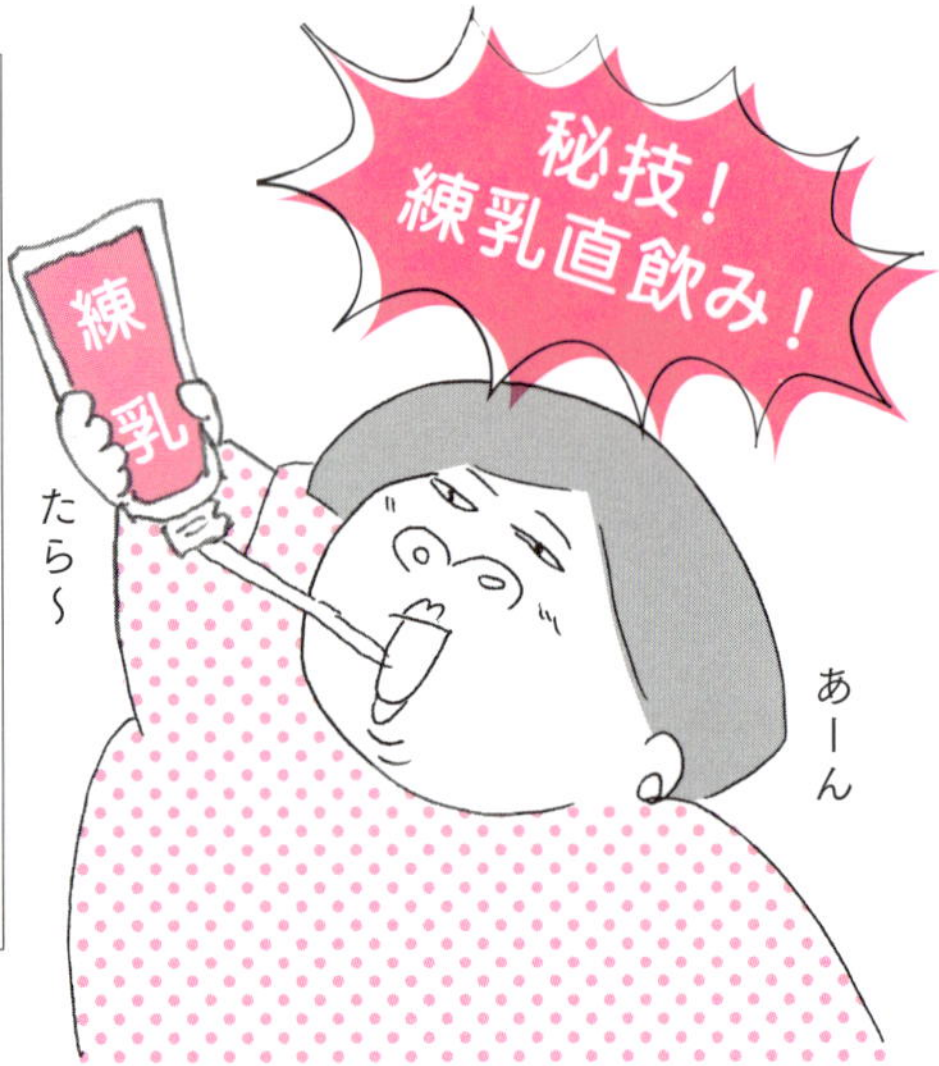
秘技！
練乳直飲み！
練乳
たら〜
あーん

甘いものの中で**何より好きだったのが「練乳」。**これに勝るものはない！　というくらい最強！　私は**練乳の蓋の裏側になりたい**と思うほど大好きで、練乳は必ず冷蔵庫に3〜4本、多いときで5〜6本ストックしてあり、残り2本になると不安になり、すぐに買い足していました。

練乳は、**直飲み**はもちろん、いろいろな食べ物にかけてみて、おいしいと、ぱあああああと、**脳も体も細胞までが喜ぶような感覚**になりました。

今まで試してみた**練乳アレンジ**を挙げてみます。

＋練乳に合うもの（体が喜んだもの）

- **アイス**（今まで食べたアイスすべてに合ったが、特に抹茶練乳入りアイスに練乳をさらに上から垂らして食べるのが好きだった）
- **はちみつ味梅干し**（商品化できるうまさ）
- **あじフライ＋ソース＋マヨ**（クリーミーで甘みが出てうまい）
- バナナ＋ホイップクリーム＋チョコレートソース
- みかん缶／パイナップル缶／洋なし缶／黄桃缶／白桃缶
- シーフードヌードル＋マヨ
- ポテトチップス（のりしお）
- チーズのせハンバーグ
- りんご（おいしくもなくまずくもなく普通）
- 手作りバナナロール
- スイートポテト
- いちご大福
- シチュー（隠し味程度）
- 冷凍ちゃんぽん
- オムレツ
- えび黒胡椒せんべい
- 桃／ぶどう／柿
- 卵焼き
- 黒胡椒せんべい
- 冷凍お好み焼き
- ミニトマト
- 食パン

失敗例（体が残念〜と感じたもの）

- シューマイ（合わない！）
- なすの生姜焼き（吐き出した。生姜と練乳は合わない）
- 味噌汁（吐き出した）
- 豚肉炒め、牛丼（食べられないことはないがイマイチ）
- 納豆（不思議な味）
- 茶碗蒸し（私は何をしているんだ、ばかじゃないかと気づき始めた）
- 麦茶（まずい！　後悔）
- チョコレートパイ（チョコレートパイの味が消えてしまう）
- 塩大福（大福のうまさが消えた）
- 餃子＋餃子のたれ（まずい！）
- 団子３種（みたらし／ごまだれ／あんこ）（そのまま食べたほうがうまい）
- 冷凍今川焼き（あんこ／カスタード）（そのまま食べたほうがうまい）
- 冷凍たい焼き（そのまま食べたほうがうまい）
- ふ菓子（非常に食べにくい、口まわりが汚れる、甘さはいいが胸焼けした）
- 冷凍大学いも（大学いもの甘さと練乳の合わさり具合がイマイチ）

テーマ

+α

早食い

なるべく早食いをしない

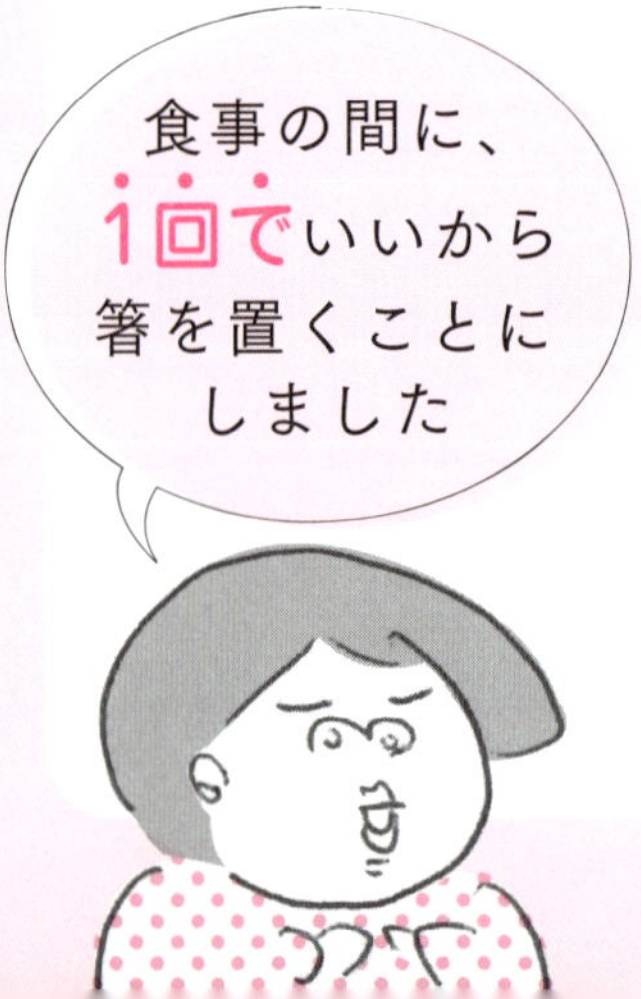
食事の間に、
1回でいいから
箸を置くことに
しました

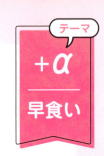

ダイエットの基礎知識

『ゆっくり食べると血糖値が急上昇せず太りにくい』

早食いをすると血糖値が急上昇し、それを下げようとしてインスリンの分泌が多くなってしまうため、糖質が脂肪として溜まりやすくなる。

つまり血糖値が急上昇すると太りやすいのでＮＧ。

ゆっくり噛んで食べれば、血糖値の急上昇が抑えられ、満腹感も得られて、

食べすぎ防止

にもなるそうです。

テーマ
+α
早食い

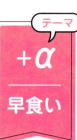

デブだった私がしていたこと

【食事は誰よりも早く食べ終わっていた】

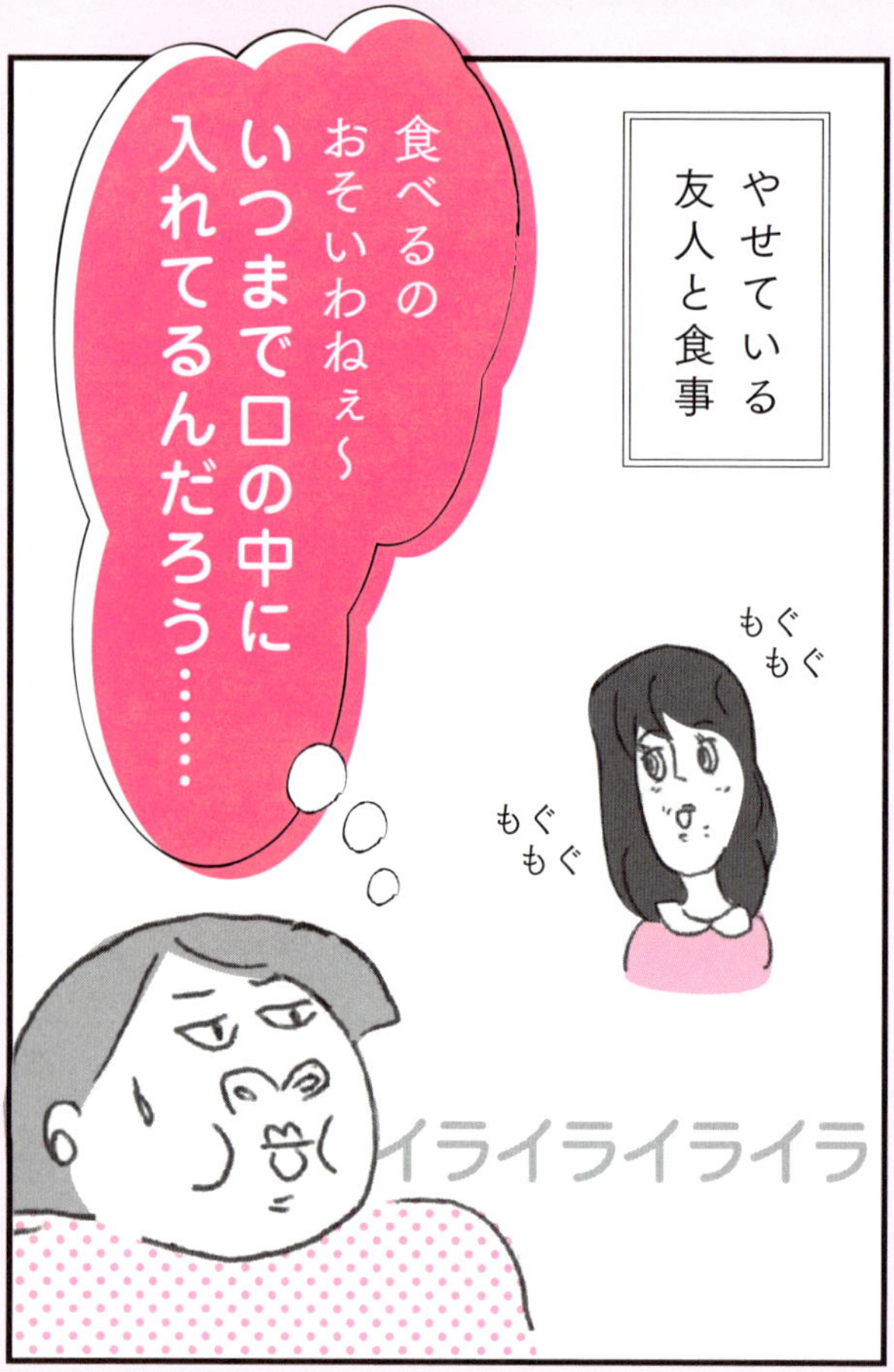
やせている友人と食事
食べるのおそいわねぇ～
いつまで口の中に入れてるんだろう……
もぐもぐ
もぐもぐ
イライライライラ

Before

そもそも自分が「早食い」をしていると思ったことは一度もありませんでした。

でも実際は、友人（体型細め）と食事に行くと、私は食べ終わっているのに友人はまだ半分も残っているという状況が常。そんなとき私は、**「食べるのおそいわね……。さっさと食べちゃえばいいのに。早くデザート食べたい！」**と思いつつ、同時に友人が、「もう食べられない、これ食べる？」と言ってくれるのを待ってもいました。

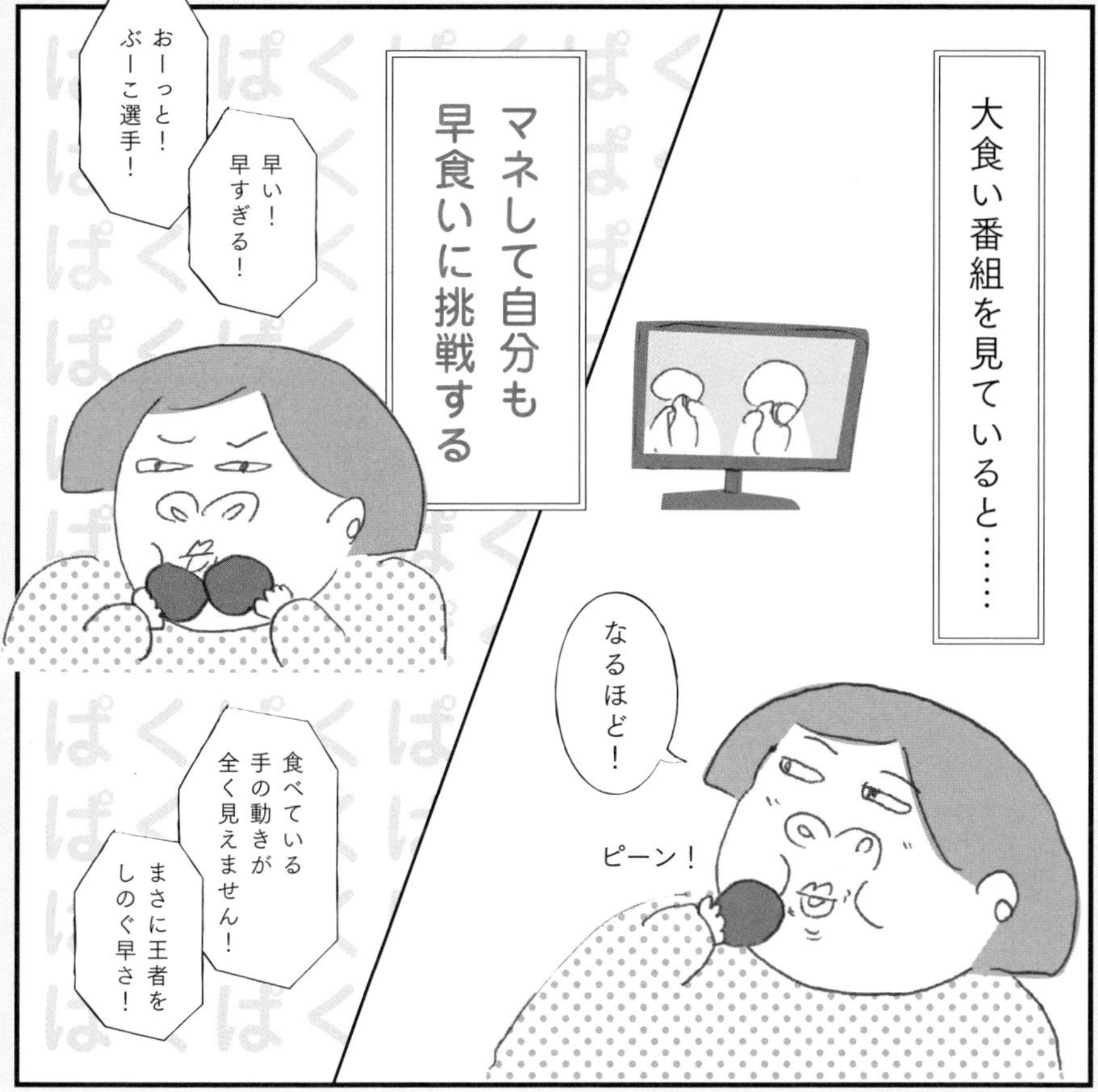
大食い番組を見ていると……
なるほど！
ピーン！
マネして自分も早食いに挑戦する
おーっと！ぶーこ選手！
早い！早すぎる！
食べている手の動きが全く見えません！
まさに王者をしのぐ早さ！

でも私と同じような体型の友人と食事に行くとだいたい食べ終わるのが同時なので、そういう友人との食事のほうが楽でした。

大食いチャンピオンを決めるテレビ番組も大好きで、欠かさず見ていました。大食いは、たくさん食べるだけでなくスピードも勝負！　出演している人をガン見していたら、一口が大きいことに気づき、なぜか私は、「よし！　私もやってやる！」と意味もなく早食いの練習をし、ついにすごく早く食べる方法を編み出したことも。

よく嚙まないといけない食べ物が苦手で、**好きなのは柔らかくてツルリと飲み込める、のどごしのいい食べ物。**　とにかく早く食べてどんどんお腹に流し込んでいました。

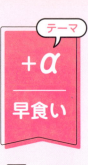

こうしたら私でもできた！
「食事の後半に1回だけ箸を置くようにした」

ダイエットをすすめてくれた友人チェブに言われたのが、「食事中、一度も箸を置かないよね」ということ。自分ではまったく無意識だったのですが、いつも**箸を持ったまま次に何を口に入れるかを探していた**から、早食いになっていたんだなと自覚。

さらに、「一口食べたら箸を置いて、30回噛んで食べると早食い予防にいいらしいよ」とも言われました。でも、実際にやってみたら、「早く食べたい！」という気持ち

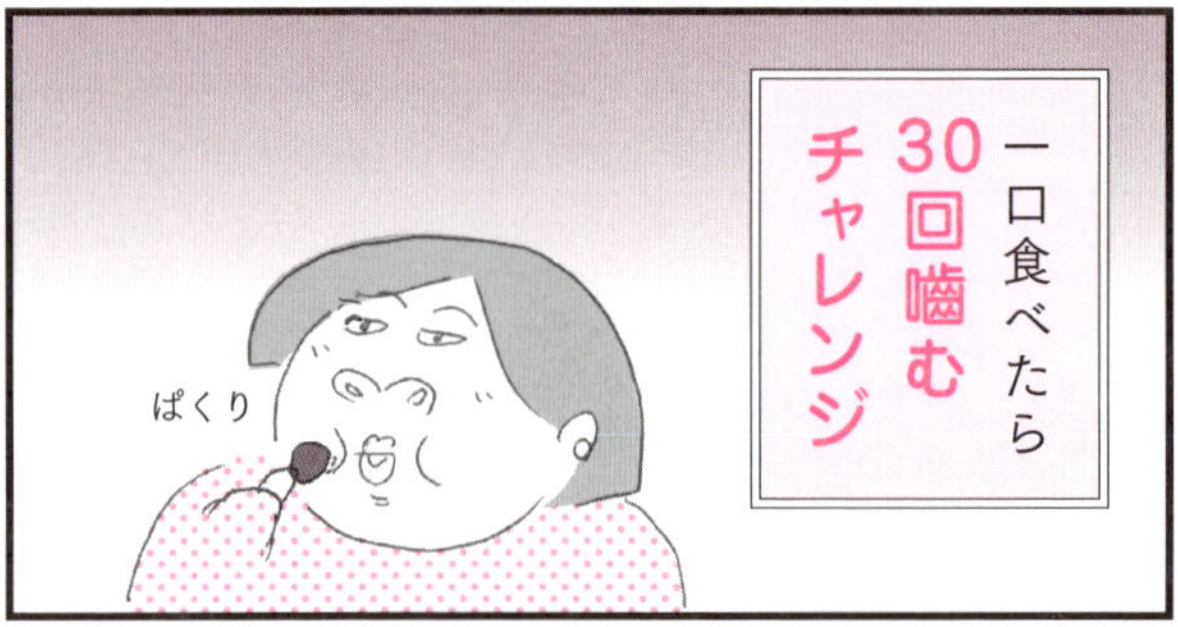
一口食べたら
30回噛む
チャレンジ
ぱくり

が強くてイライラし、余計にガツガツ食べてしまう始末。そう思いながらも「箸を一度も置かず食べていたなんて恥ずかしいわ。誰が見ても不快にならない、キレイな食べ方ができる女性になりたい」とも思い、考えました。

一口ごとに箸を置くのは無理。でも**食事中一度だけ置くならできるかもしれない。**ついでに30回噛んでみよう。そう思って食事の始めのほうにやってみたら、やっぱり「早く食べたい！」

After

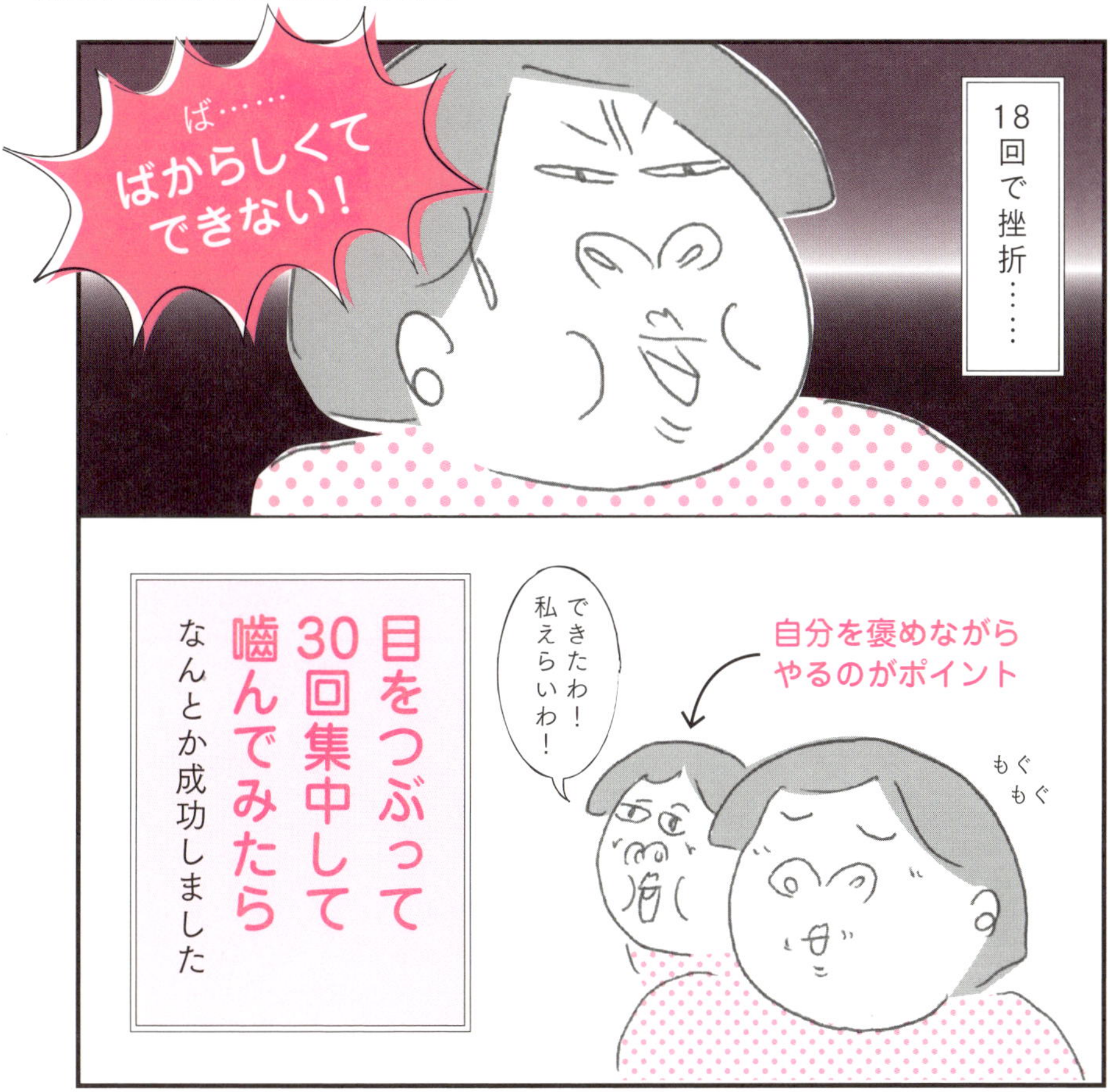
18回で挫折……
ば……
ばからしくてできない！
自分を褒めながらやるのがポイント
もぐもぐ
できたわ！私えらいわ！
目をつぶって30回集中して噛んでみたら
なんとか成功しました

と体が反応し、失敗。そこでお腹も脳も落ち着いた**食事の後半にやってみたら、簡単に成功！**　一度できたら一日3食で3回もできたので**「私、えらいわ！　えらいわよ私！」**と、自分を褒めまくりました。

そして「今日は2回箸を置こう」と少しずつ増やしました。よく噛むと途中で、肉も魚も野菜も素材の味の深さや甘さが出てくるのに気づき、この変化を逃したくないので集中して噛むようになりました。

早食いを直すのは、体重を落とすより時間がかかって難しく、今もそのつど、意識しないと早食いになります。でも一日1回でもやれば一年で365回になるんだと思い、続けています。

テーマ
+α
品数

いろんなものを少しずつ

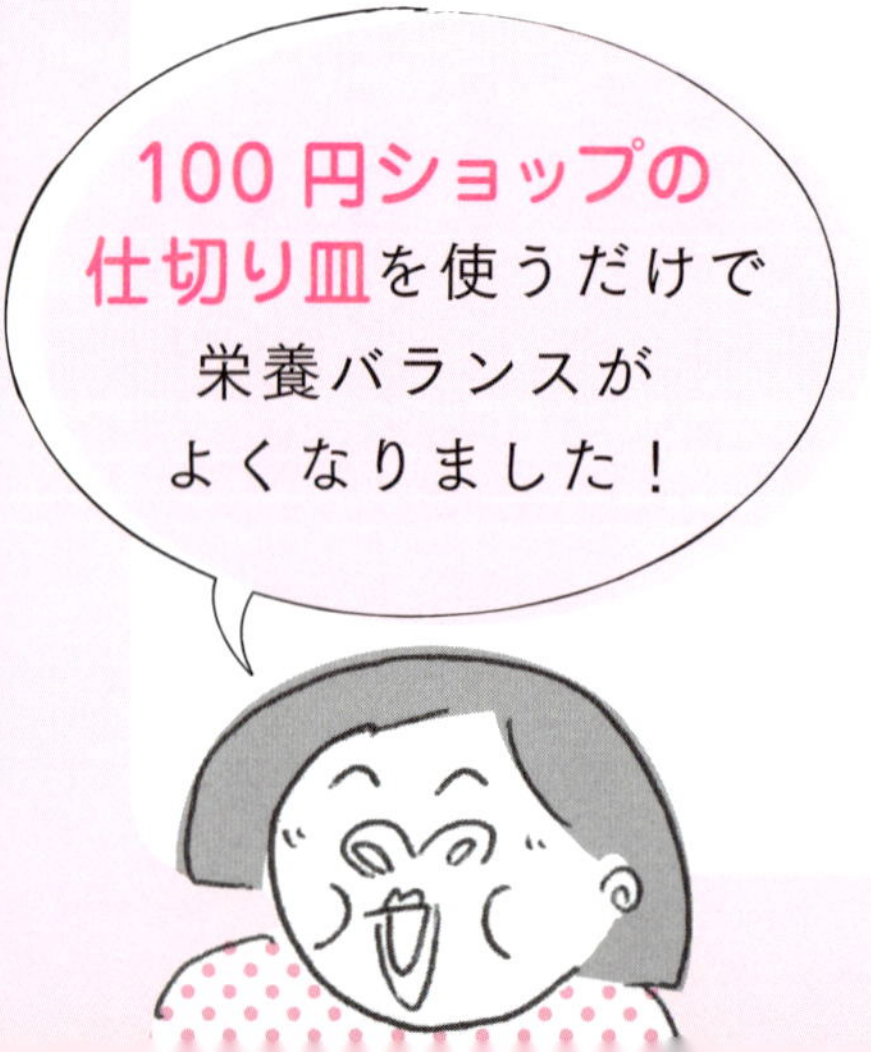
100円ショップの
仕切り皿を使うだけで
栄養バランスが
よくなりました！

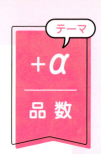

ダイエットの基礎知識

「品数を増やすことで満足感も栄養価もアップ！」

ゆる糖質制限ダイエットでは、主食を減らす分、おかずの種類を増やすことが大事。

量ではなく品数によって満足できる食事にすれば、ダイエットで乱れがちな栄養のバランスをとることができる。

専門的な栄養の知識がなくても、

赤、緑、黄、白、茶など

食事の「色合い」を意識する

だけでバランスよく見た目もキレイな食卓

に改善できました。

テーマ +α 品数

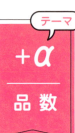

デブだった私がしていたこと

〔同じものばっかりたくさん食べていた〕

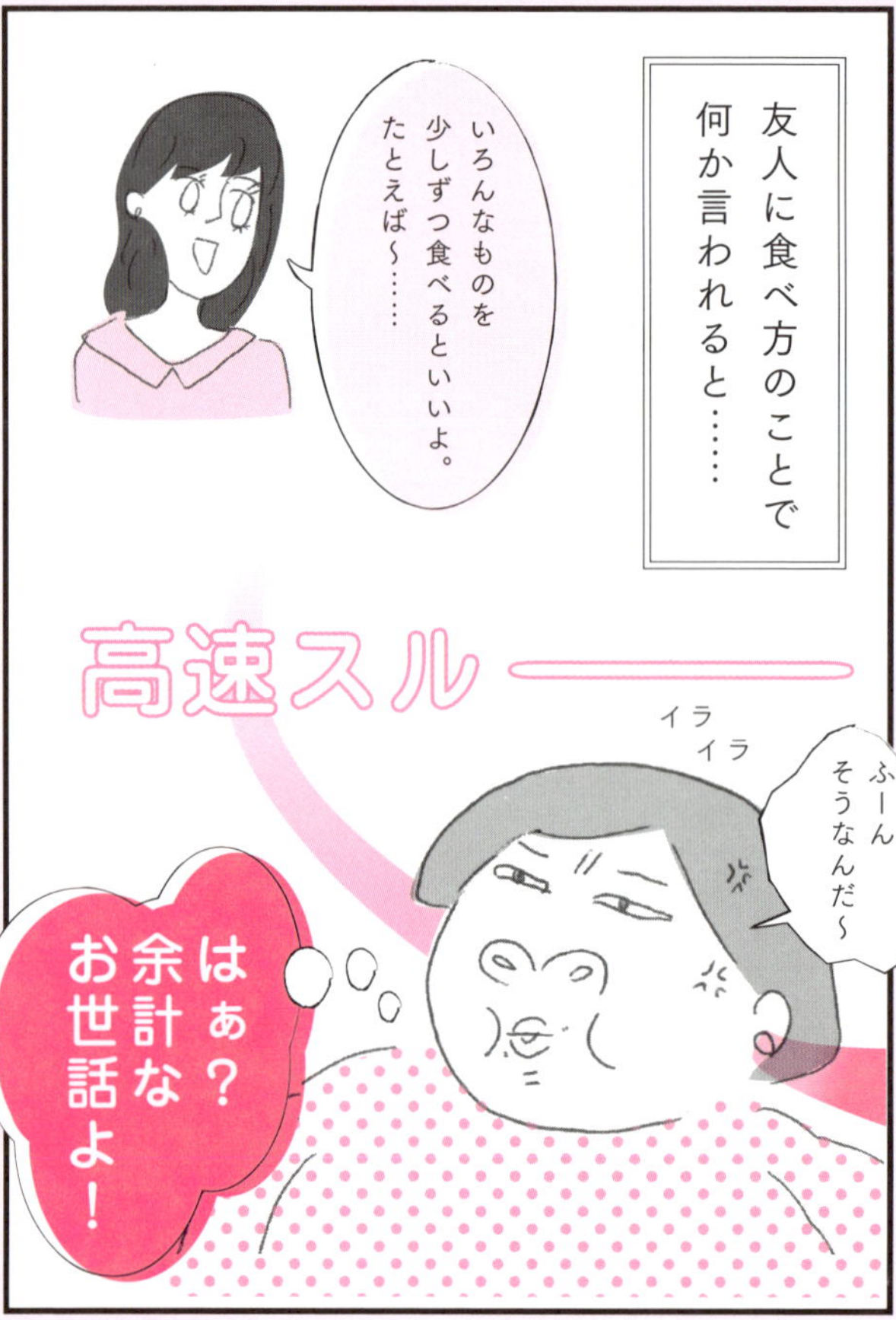
友人に食べ方のことで何か言われると……
いろんなものを少しずつ食べるといいよ。たとえば～……
高速スル――
ふーん そうなんだ～
イラ イラ
はぁ？ 余計なお世話よ！

「少しずつ」なんて私の頭には一ミリもない言葉！　その頃の私に、「いろんなものを少しずつ食べるといいよ」なんて言う人がいたら、「人の食べ方にいちいちなんなのさ！　あ～嫌なこと言われた！　傷ついたしストレス溜まったわ」と感じながらポテチの袋を無意識に開けていただろう。

ダイエット前の私の食事は、「いろんなものを少しずつ」ではなく、「いろんなものをたくさん」か**「同じものばっかりたくさん」**でした。

Before

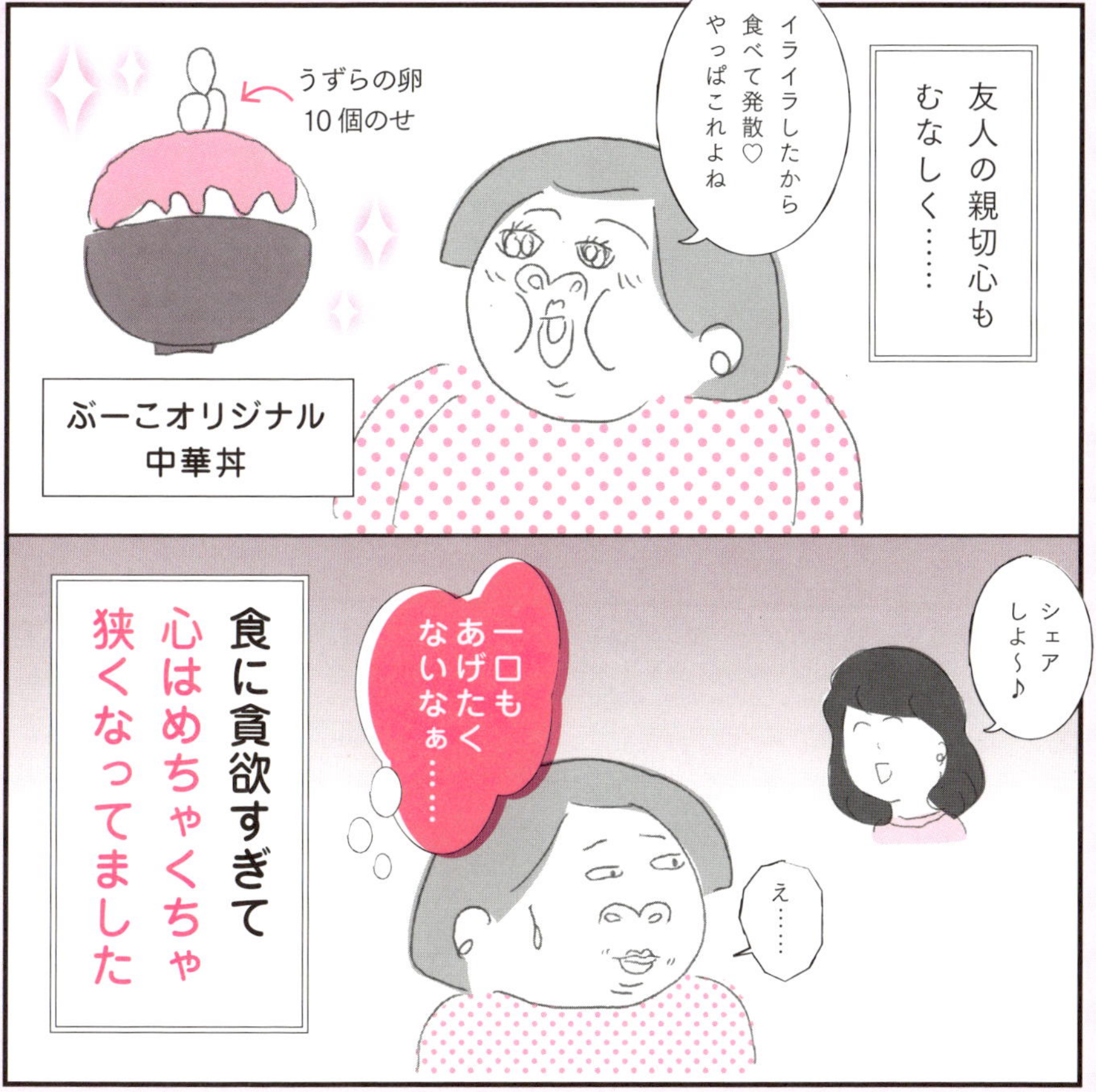
友人の親切心もむなしく……
イライラしたから食べて発散♡やっぱこれよね
うずらの卵10個のせ
ぶーこオリジナル中華丼
食に貪欲すぎて心はめちゃくちゃ狭くなってました
シェアしよ〜♪
一口もあげたくないなぁ……
え……

量が多くて種類は少なく、甘いつゆダクダクの肉丼や、片栗粉多めのドロドロ中華丼、ケチャップたっぷりのパスタなど単品メニューが大好物。外食なら食べ放題！胃腸が強いから胃痛・腹痛もナシ。

おかずは特大の皿にごってり盛って、目でも舌でも迫力を楽しむもの！ **小皿でチマチマなんて、そんなみみっちい食べ方をする意味がわからないわ！**

だから、「半分こしよう」とか「シェアしよう」と言われるのが嫌いでした。「なんで？　私は自分の分を食べたいから各自で頼めば？」とキッパリ断る始末。いろんな種類をバランスよく食べるという発想はまったくありませんでした。

テーマ
+α
品数

こうしたら私でもできた！

［お皿と食材の色を考えるだけ］

After

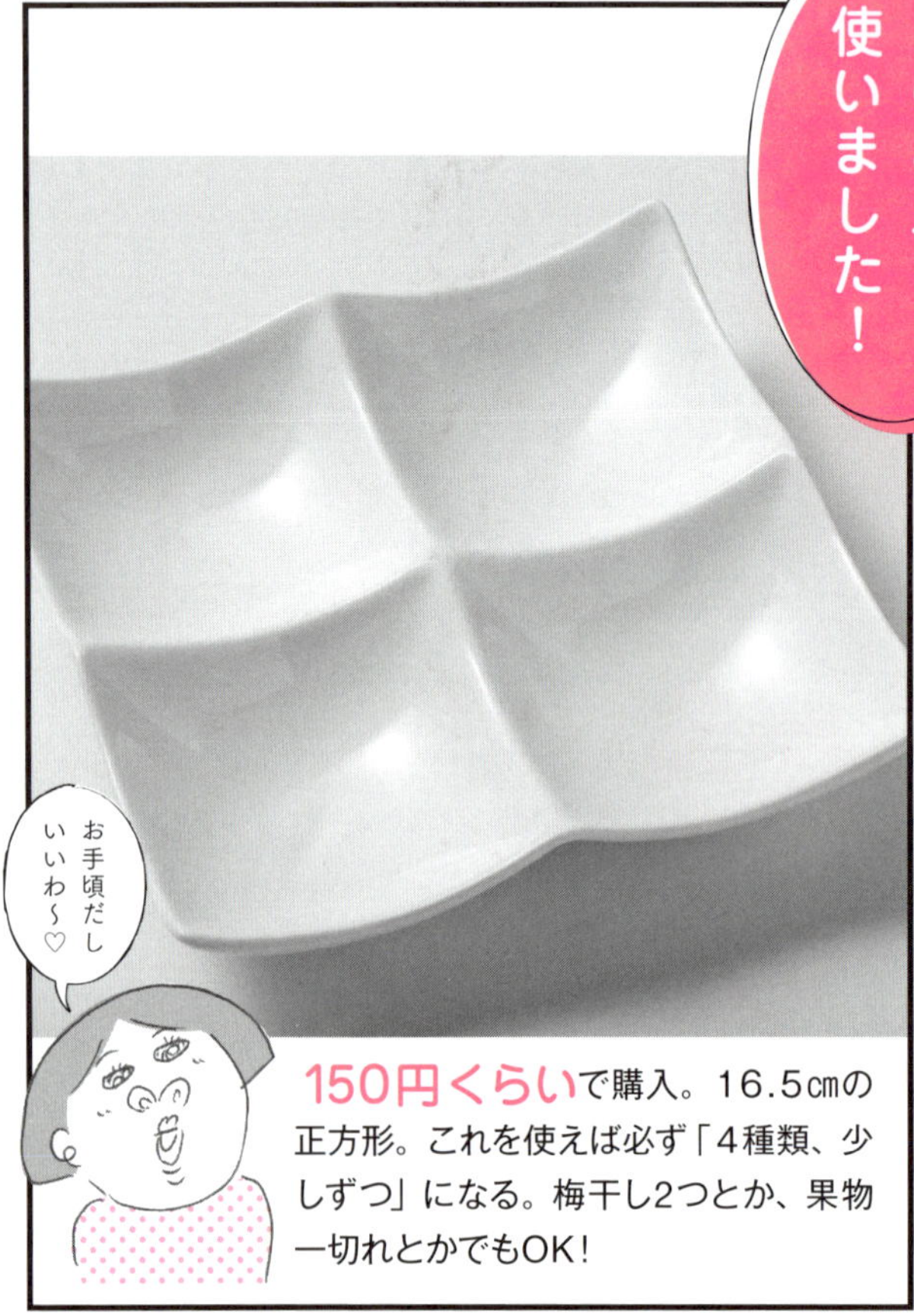

このお皿を使いました！
お手頃だしいいわ〜♡

150円くらいで購入。16.5㎝の正方形。これを使えば必ず「4種類、少しずつ」になる。梅干し2つとか、果物一切れとかでもOK！

まず、量ではなく「種類、品数」で満足できるようになるのが大事！　そこで活用したのが100円ショップで見つけた仕切り皿。4つに仕切られているので4種類のものをのせられ、おかずを盛り付けてみるとキレイで、今までの大皿に食べたいものを雑にのせていたのとは大違い。初めて仕切り皿を使ったときは、「私でもこんなふうに盛り付けできるんだ……」と感動し、ジーッと見つめて立ち尽くしました。

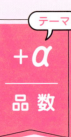

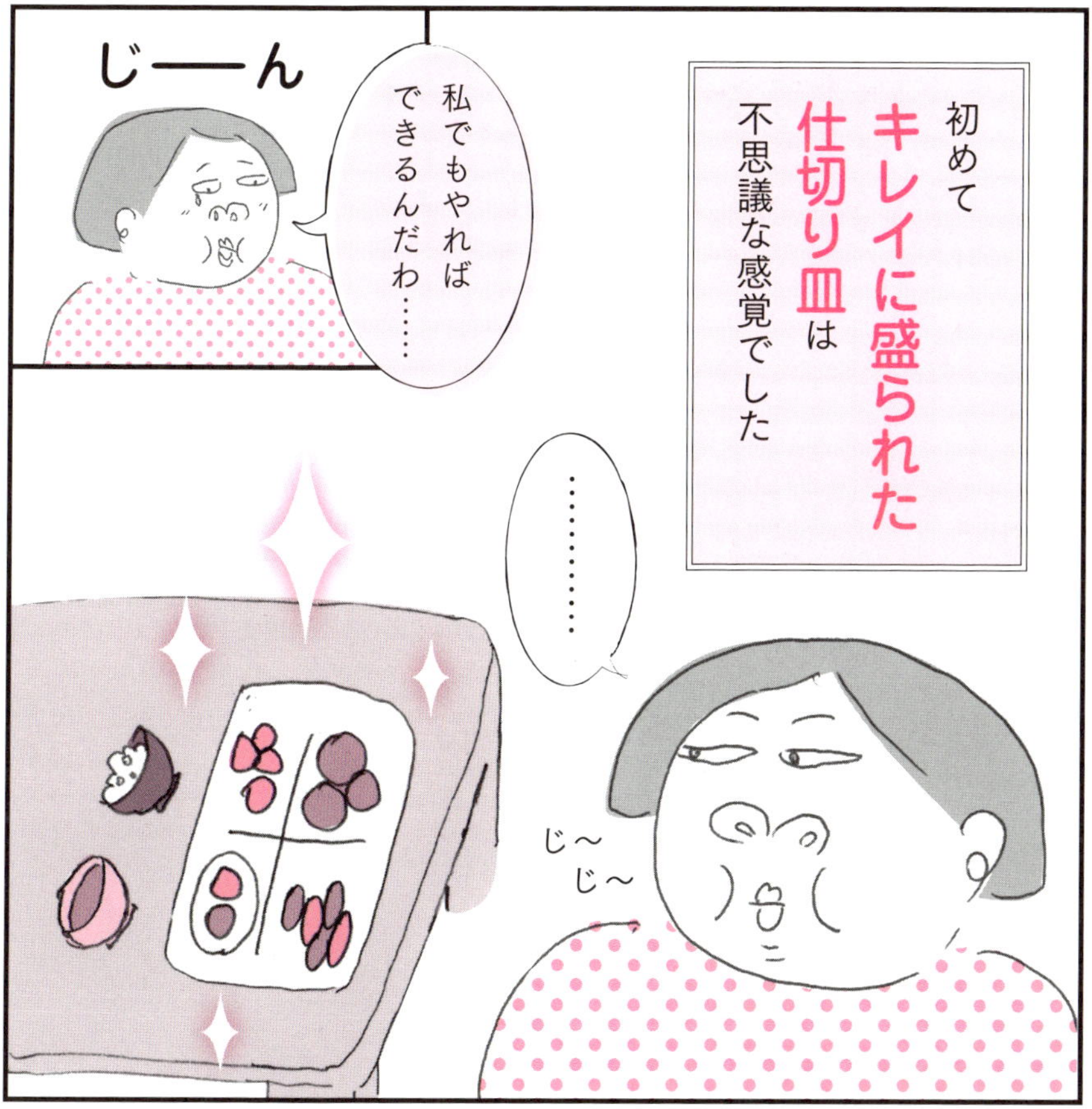
初めて
キレイに盛られた
仕切り皿は
不思議な感覚でした
私でもやれば
できるんだわ……
じーーん
……………
じ〜
じ〜

大切なのはダイエット前の「デブ習慣」と同じことをしないこと。食べる前からどっさり盛ったら絶対に全部食べてしまうけれど、**「食べてみて、足りなければおかわりしよう」「足りなければそのときに考えよう」**。初めてそういう気持ちが生まれました。

あとはパッと見の「色合い」です。友人からよく指摘されたのは「全体的に茶色っぽい」ことでした。理由は簡単で、使っている食材や味付けが偏っていたのです。

「栄養バランスよく」は、ハードルが高いけれど、「赤、緑、黄、白、黒、**パッと見で色とりどりならＯＫ**」というルールにしたら、今まで使わなかったような食材も意識して食べるようになったのです。

他にもこんなお皿を使いました！

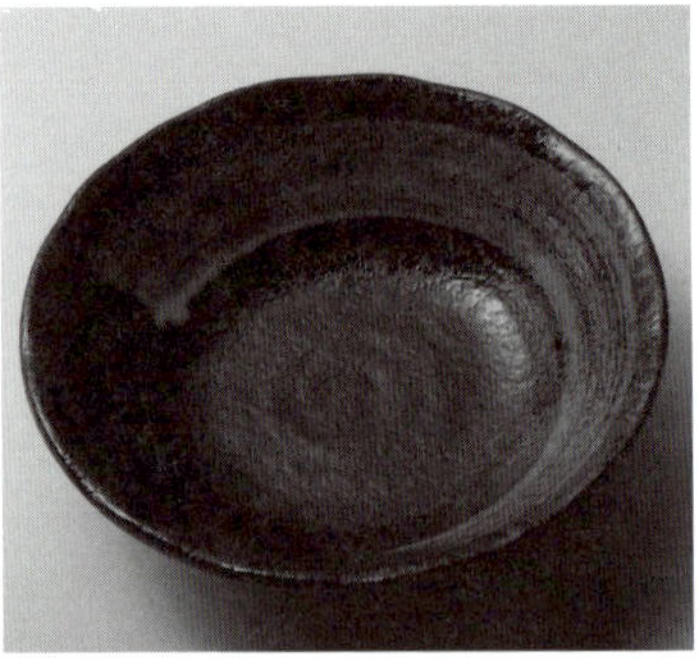

黒いお皿

黒だからか、料理をのせると豪華に見えた。緑の葉を敷き、魚料理や肉料理を盛り付けるだけで素敵に！ 盛り付けを丁寧にすると食べ方も丁寧になることに気づいた。

小さめのお皿

少なく盛っても皿が小さいのでボリューム感が出た。皿が小さいので盛り付けもすごく楽！

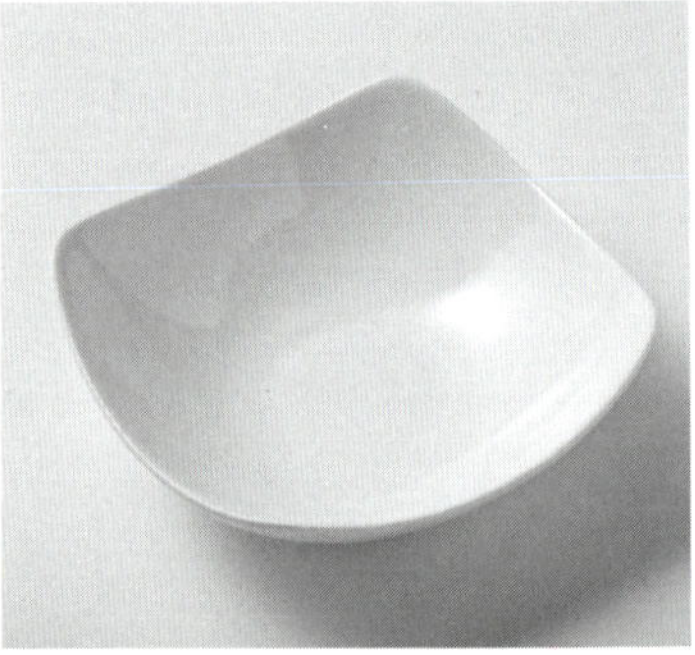

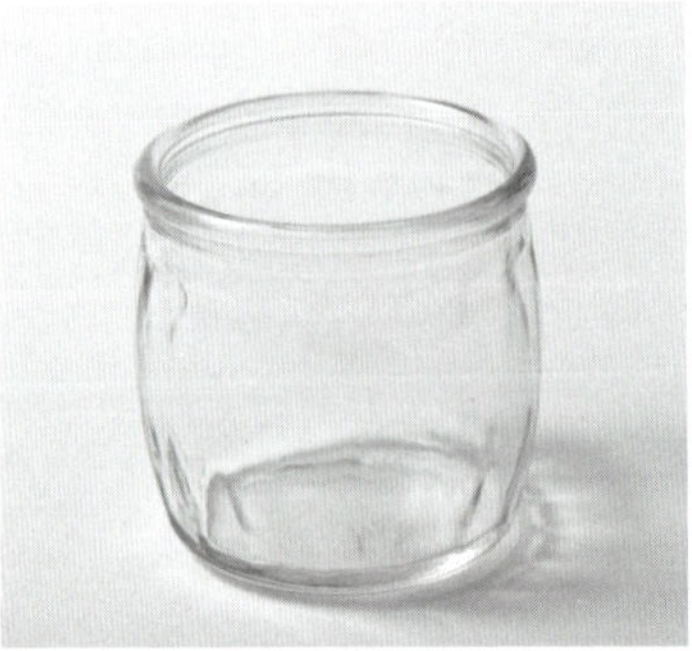

ガラス製のカップ

プリンが入っていたカップを再利用。夏ならきゅうりとミニトマトを小さく切って入れるだけで可愛い。もずく酢もガラスの器に。ヨーグルトの上にブルーベリーをのせたりした（ちょうど100mℓ入る）。

“色合い”で栄養バランスをとる方法

つい茶色ばかりになりがちだった私の食卓。
この図を参考にしてカラフルになるように食材を選びました。

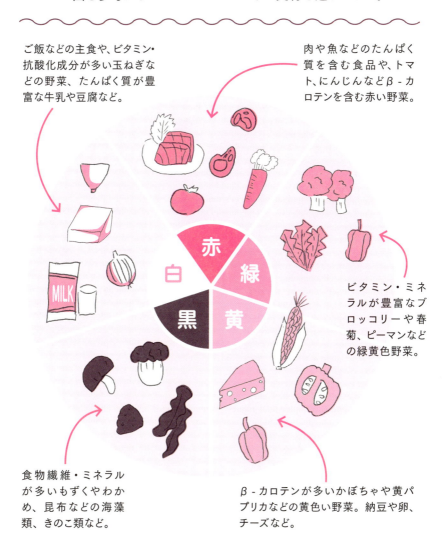

ご飯などの主食や、ビタミン・抗酸化成分が多い玉ねぎなどの野菜、たんぱく質が豊富な牛乳や豆腐など。

肉や魚などのたんぱく質を含む食品や、トマト、にんじんなどβ-カロテンを含む赤い野菜。

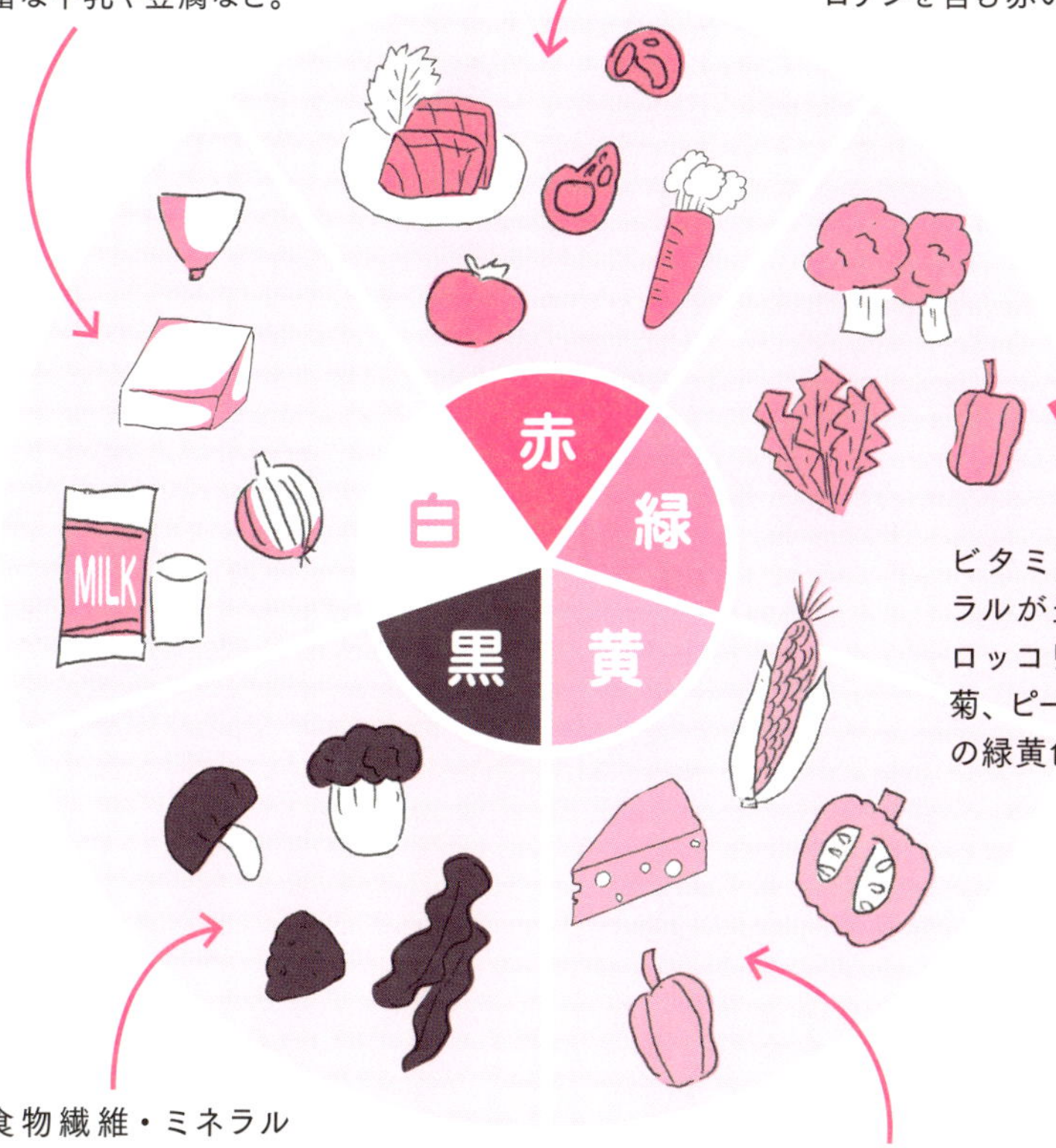

ビタミン・ミネラルが豊富なブロッコリーや春菊、ピーマンなどの緑黄色野菜。

食物繊維・ミネラルが多いもずくやわかめ、昆布などの海藻類、きのこ類など。

β-カロテンが多いかぼちゃや黄パプリカなどの黄色い野菜。納豆や卵、チーズなど。

私が試してきたダイエット法

今まで私は、いろいろなダイエットをしてきました。そして失敗の連続でした。一体どれくらいのダイエットをしてきただろうかと、思い出せたものを挙げてみます。

- りんごダイエット

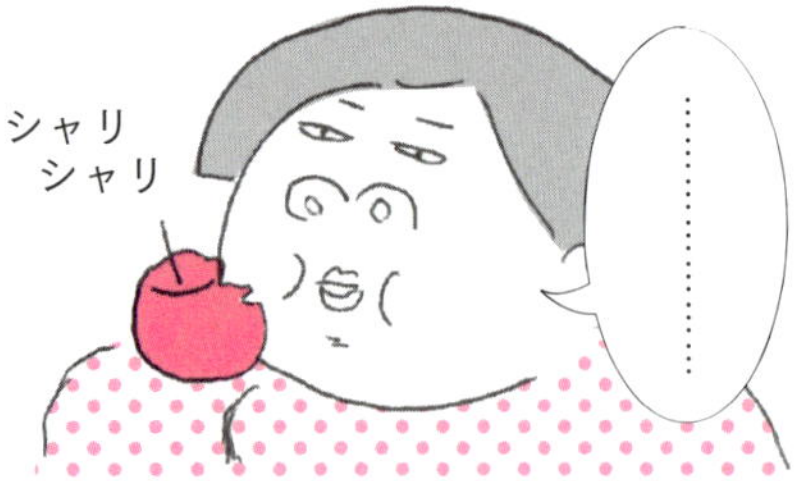

- バナナダイエット
- キャベツダイエット
- スキムミルクダイエット
- 海藻ダイエット
- おにぎりダイエット
- こんにゃくダイエット

思い出したものを上に挙げてみましたが、これ以外にもテレビで見て「いいかも！」と思ったらすぐに試しました。

こんなふうにいろいろなダイエットをやってきたので、友人チェブから「ゆる糖質制限ダイエット」を教わるまでは、肉も魚もチーズも卵も食べていいダイエットがあるなんて一ミリも思わなかったし、食べる時間、食べる量、食べる順番さえ意識す

●ラップ巻きダイエット

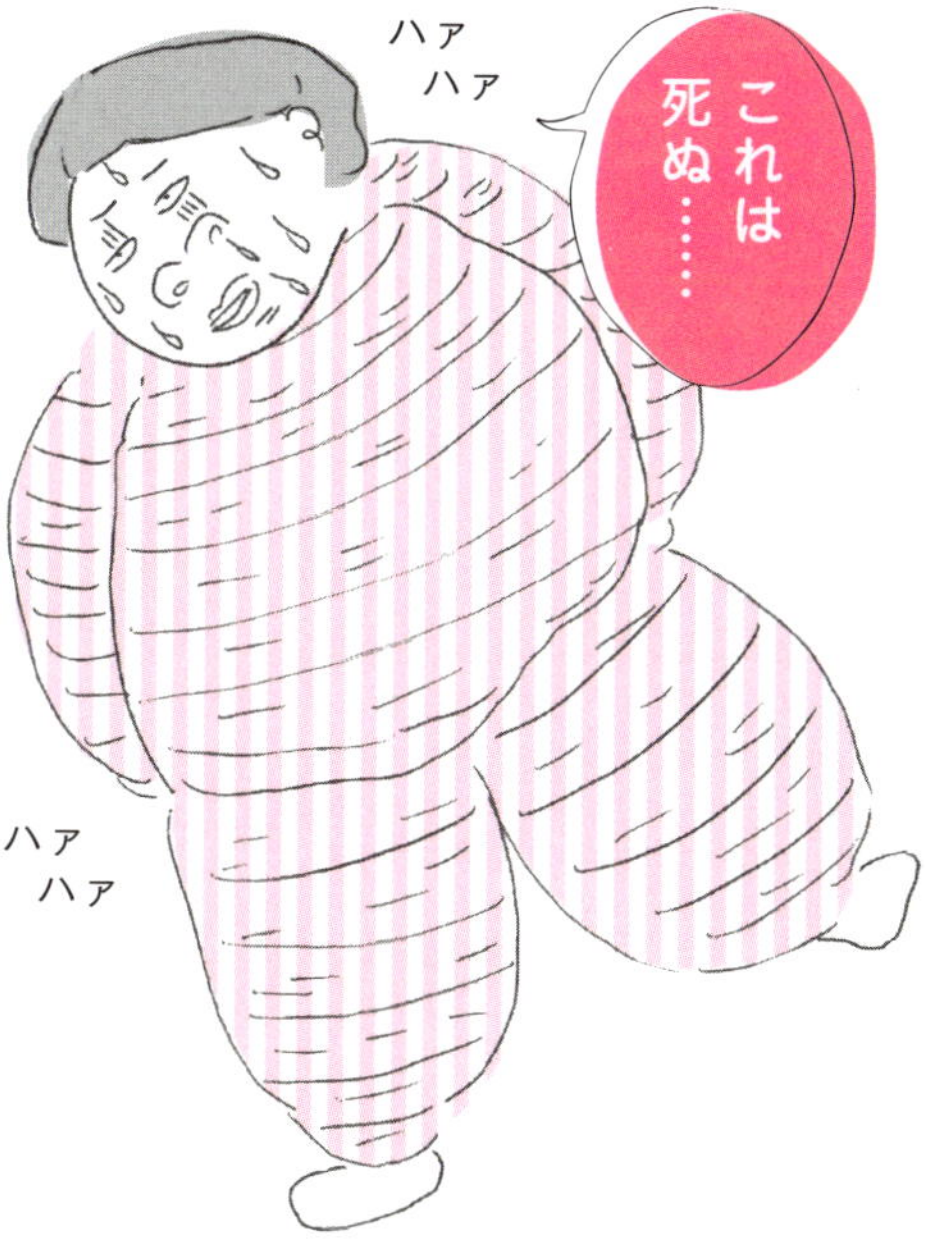
ハァ
ハァ
これは死ぬ……
ハァ
ハァ

- サウナスーツ
- ゆで卵ダイエット
- ガムダイエット
- コ◯リズム
- Wii ◯it
- ルームランナー
- りんご酢ダイエット
- カロリー計算ダイエット
- ロング◯レスダイエット
- ビ◯ーズブートキャンプDVD

れば、甘いものだって食べていい！　というのは夢のようでした。

そして**一番やってはいけないのは、「極端すぎること」で、大事なのは「頑張りすぎないこと」**だと学びました。

りんごだけとか、海藻だけ、おにぎりだけ、バナナだけなんて偏りすぎだし極端すぎる！

食べないダイエットや、同じものばかり食べるダイエットは、バランスがいいわけがなく、体調が悪くなり長続きしない！ 体型がキレイな人や、健康な人たちは、そんな食べ方していない！

- ゆらゆらマシーン
- 一日1食ダイエット
- 「これを飲めばやせる」的なドリンク
  （かなりの種類を買って試した）
- 下剤（大量に食べても下剤を飲めば太らないと本気で思っていた）
- 風船ダイエット（一日何回か風船を膨らます）
- **バランスボール**

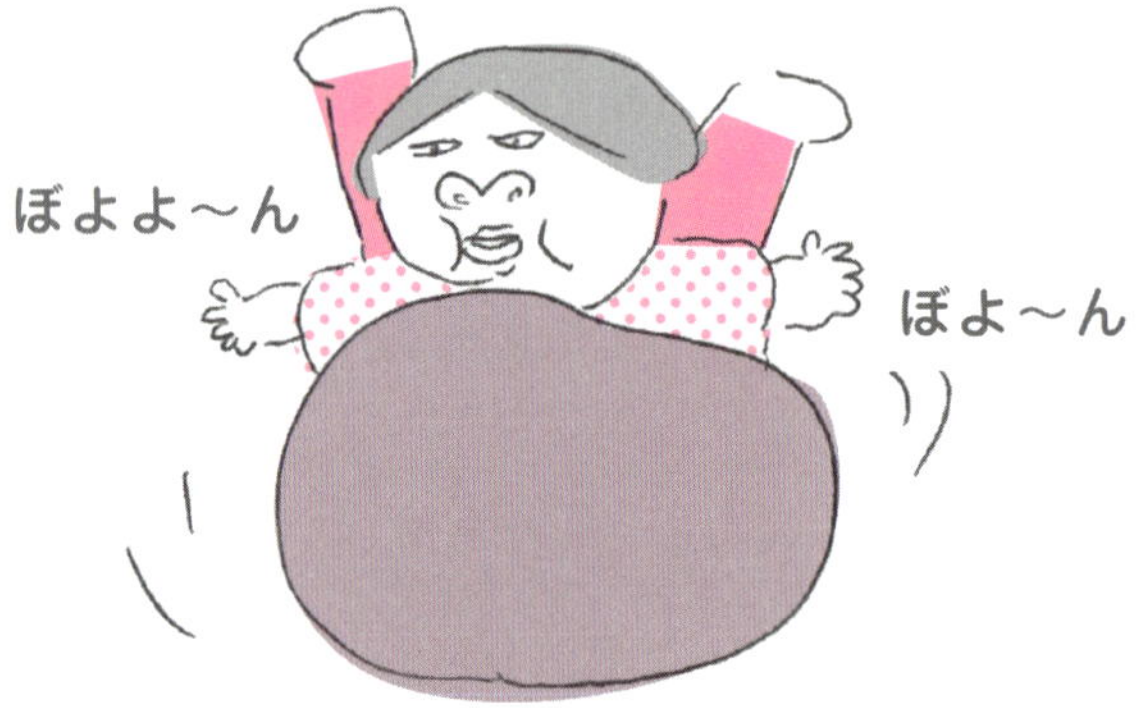

ダイエットはつらく、〝我慢する力〟〝意志の強さ〟、それがないと成功しないものだとずっと思っていたけれど、すべて間違っていました。

〝体の健康と心の健康〟この2つが良好でいることがとても大事だと、ゆる糖質制限ダイエットを始めてから感じています。

自分に合うダイエット方法に出会うまで、ずいぶん時間がかかったけれど、今までの失敗も、私にとっては必要なことだったんだと思います。

第3章

体重を落とすより大変だったデブ脳との戦い

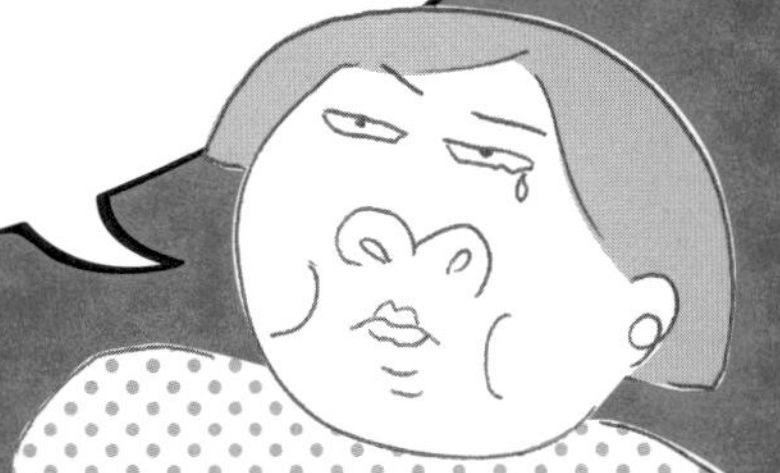

長年の悪い食生活のせいで〝デブ脳〟と化した私の脳。
このデブ脳をどう退治したかをお話しします。

一日何回も「食べる時間だよ、食べなよ〜」と囁くデブ脳

私がダイエットを始めて一番大変だったのは、体重を落とすことよりも、長年の間に自分で作り上げた**「デブ脳」との戦い**でした。

ゆる糖質制限ダイエットをする前は、毎日、朝ごはんの後、夫や子どもが出かけて一人になると、まず朝食の残りを軽やかに口の中に放り込み、そしてお菓子が大量に入っている段ボール箱へ向かい、その日の気分でお菓子を選んで食べながら家事をするのが日課でした。

そんなふうに寝る時間以外は何かしら口に入れていたので、〝空腹〟ってどんな感じかわからなかったし、〝小腹が空いた〟っていう感覚もなく常に食べ続けていました。

しかし、ゆる糖質制限ダイエットを始めた最初の1ヵ月間、私はお菓子、菓子パン、炭酸飲料などを**「超悪者」**と思うことにし、すべてやめました。

とにかく1ヵ月間、〝間食〟〝甘いもの〟をやめれば、糖質祭り状態だった私の脳も、**「祭りは終わりか？　わしも少し休むべ」**ってなるのではないかと考えたのです。

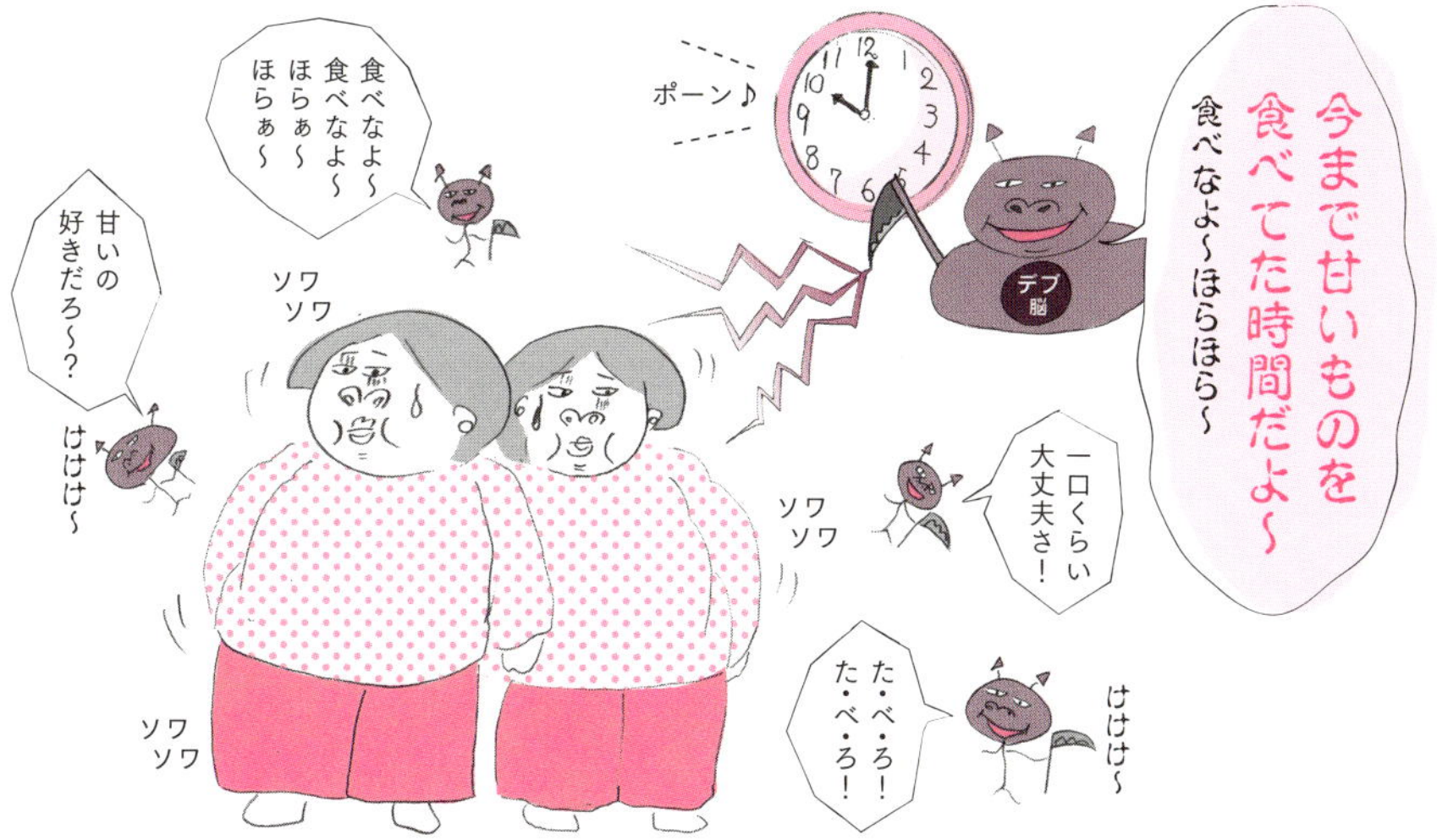
今まで甘いものを食べてた時間だよ〜
食べなよ〜ほらほら〜
デブ脳
ポーン♪
食べなよ〜
食べなよ〜
ほらぁ〜
ほらぁ〜
甘いの好きだろ〜?
けけけ〜
ソワソワ
ソワソワ
ソワソワ
一口くらい大丈夫さ!
た・べ・ろ!
た・べ・ろ!
けけけ〜

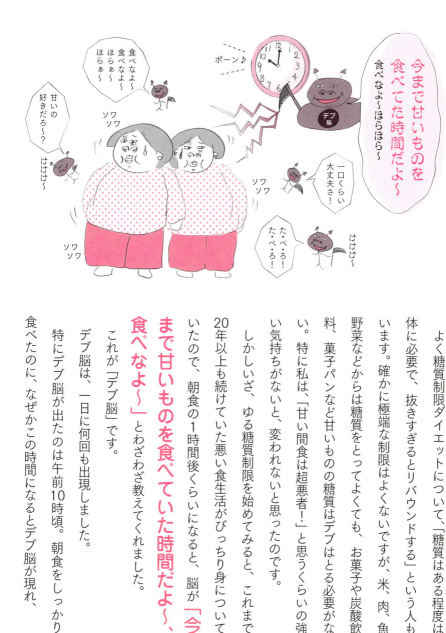

よく糖質制限ダイエットについて、「糖質はある程度は体に必要で、抜きすぎるとリバウンドする」という人もいます。確かに極端な制限はよくないですが、米、肉、魚、野菜などからは糖質をとってよくても、お菓子や炭酸飲料、菓子パンなど甘いものの糖質はデブはとる必要がない。特に私は、「甘い間食は超悪者!」と思うくらいの強い気持ちがないと、変われないと思ったのです。

しかしいざ、ゆる糖質制限を始めてみると、これまで20年以上も続けていた悪い食生活がぴっちり身についていたので、朝食の1時間後くらいになると、脳が**「今まで甘いものを食べていた時間だよ〜、食べなよ〜」**とわざわざ教えてくれました。

これが「デブ脳」です。

デブ脳は、一日に何回も出現しました。

特にデブ脳が出たのは午前10時頃。朝食をしっかり食べたのに、なぜかこの時間になるとデブ脳が現れ、

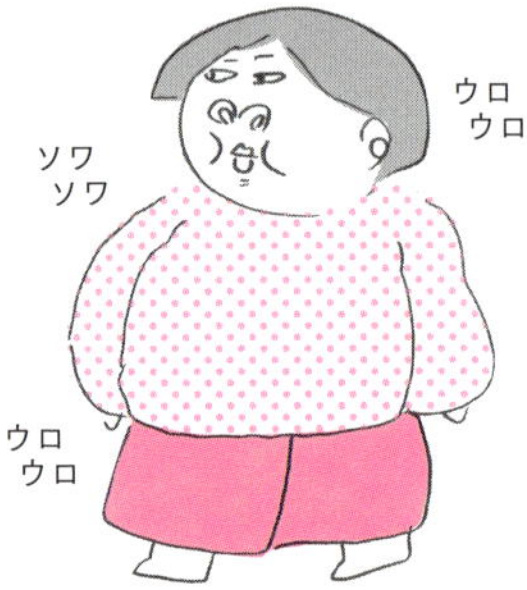

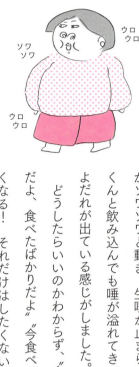

〝何か食べたい〟という気持ちでいっぱいになるのです。〝食べなよ、食べちゃいなよ～〟とデブ脳が囁きかけ、体がソワソワと動き、生唾が止まらなくなり、ごくんと飲み込んでも唾が溢れてきて、脳からもよだれが出ている感じがしました。

どうしたらいいのかわからず、〝食べたらだめだよ、食べたばかりだよ〟〝今食べたら止まらなくなる！　それだけはしたくない！〟と必死に衝動を抑えるのに精一杯。キッチンから逃げるように離れて、歯磨きをしたり、水をガブガブ飲んだり、トイレで座りながら深呼吸したりと、何かしていないとソワソワソワソワと体が動き、じっとしていられず、**明らかに異常**でした。

しまいには、冷蔵庫を開け、じっと中を覗き込む↓冷蔵庫を閉める↓冬眠前の熊のようにリビングをウロウロする↓冷蔵庫をまた開けて何かを探す↓また閉める↓リ

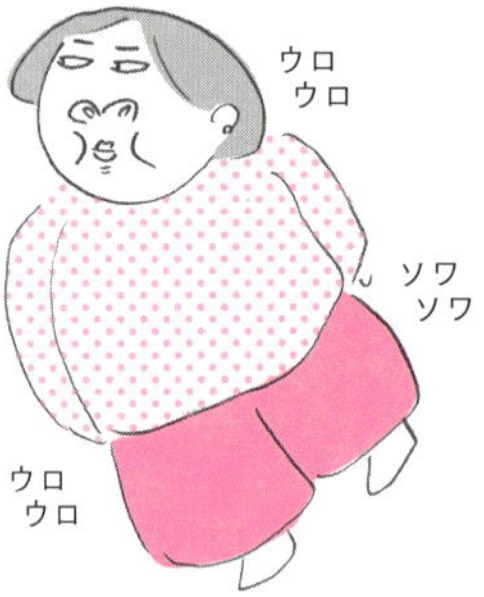

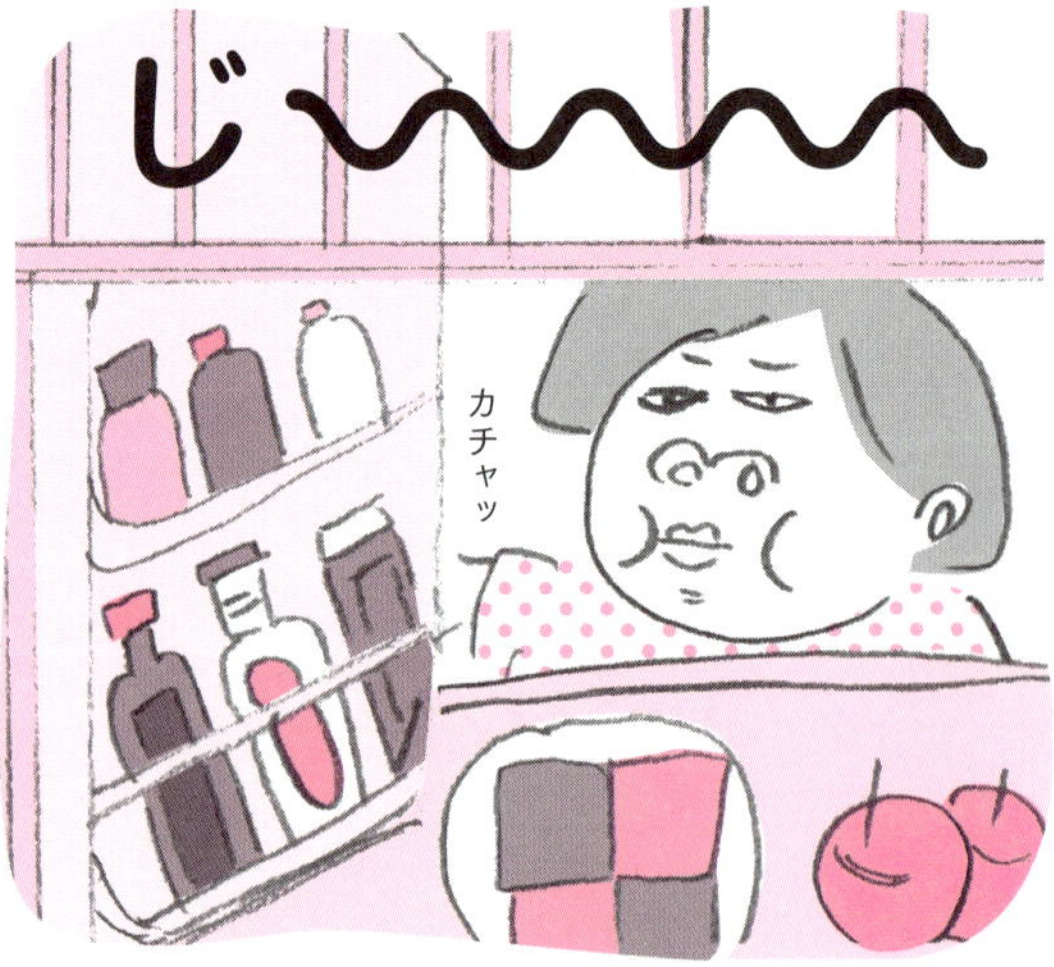

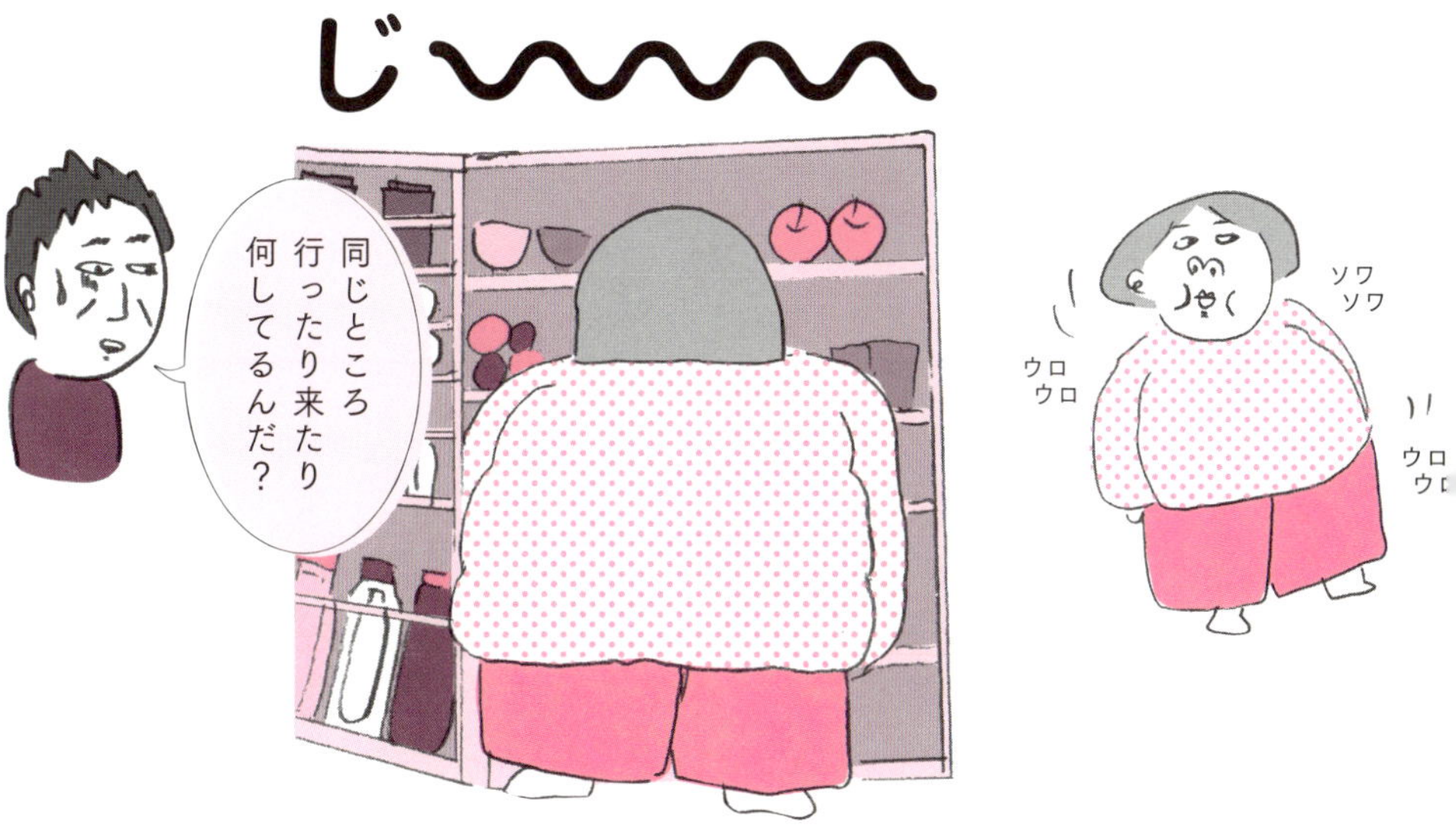

ビングを歩き回る→冷蔵庫をまた開けるの繰り返し。そんな私を見ていた夫が私に言いました。

「さっきからずっと同じところをウロウロして、何をしているんだ？」

私の行動と顔つきがあまりに異常だったのでしょう。そう言われて初めて、〝私、甘いものを探していたんだわ〟と気づきました。

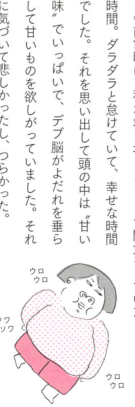

午前10時は、私が最も長くソファーで間食をしていた時間。ダラダラと怠けていて、幸せな時間でした。それを思い出して頭の中は〝甘い味〟でいっぱいで、デブ脳がよだれを垂らして甘いものを欲しがっていました。それに気づいて悲しかったし、つらかった。

このデブ脳が一日に何回も出るので、出たときの行動をノートに書きなぐりましたが、それを読んだら**涙が止まりませんでした**。自分の父と同じだと気

づいたのです。

私の父は、20年ほど前、医者に「アルコール依存症」と言われたことがあります。アルコールをやめた時期もあり、その頃に母が父の行動や禁断症状を記録していて、それを見せてもらったことがあったのですが、今の私はまさにあの頃の父と同じ。認めたくなかったけれど、私は「糖質中毒」「糖質依存症」で、その時期の行動は禁断症状だったと思います。

無意識に、「甘いもの食べたい食べたい食べたい食べたい!!! あ――食べたい!!! あ――食べたい!!!」と、体がソワソワし、ときどきゾワゾワッとする感覚も入ってくる。完全におかしい!!

たとえ体重が減っても、この「中毒」「依存症」を克服しなければ! **「デブ脳」を完全にやっつけなければ**いけない! そう感じました。

デブ脳は、大きく立派な〝デブの大木〟に成長。それを倒すのは大変だし、ただ倒しても〝根っこ〟が残っていてはだめだ! 悲しいなんて言ってられない! どうすればいいか! デブ脳を根こそぎ倒し、消滅させるには新しい根っこを作り、土台をしっかり作ること! デブ脳より優秀な力強い**「やせ脳」を作る!** やせ脳を増やす! そうよ、やせ脳を増やすのよ――!!!

でも、どうやって?

考えてもわからなかったので、デブ脳が出たら考えようと思いました。

そして、デブ脳が出たとき、すぐに自分に問いかけました。

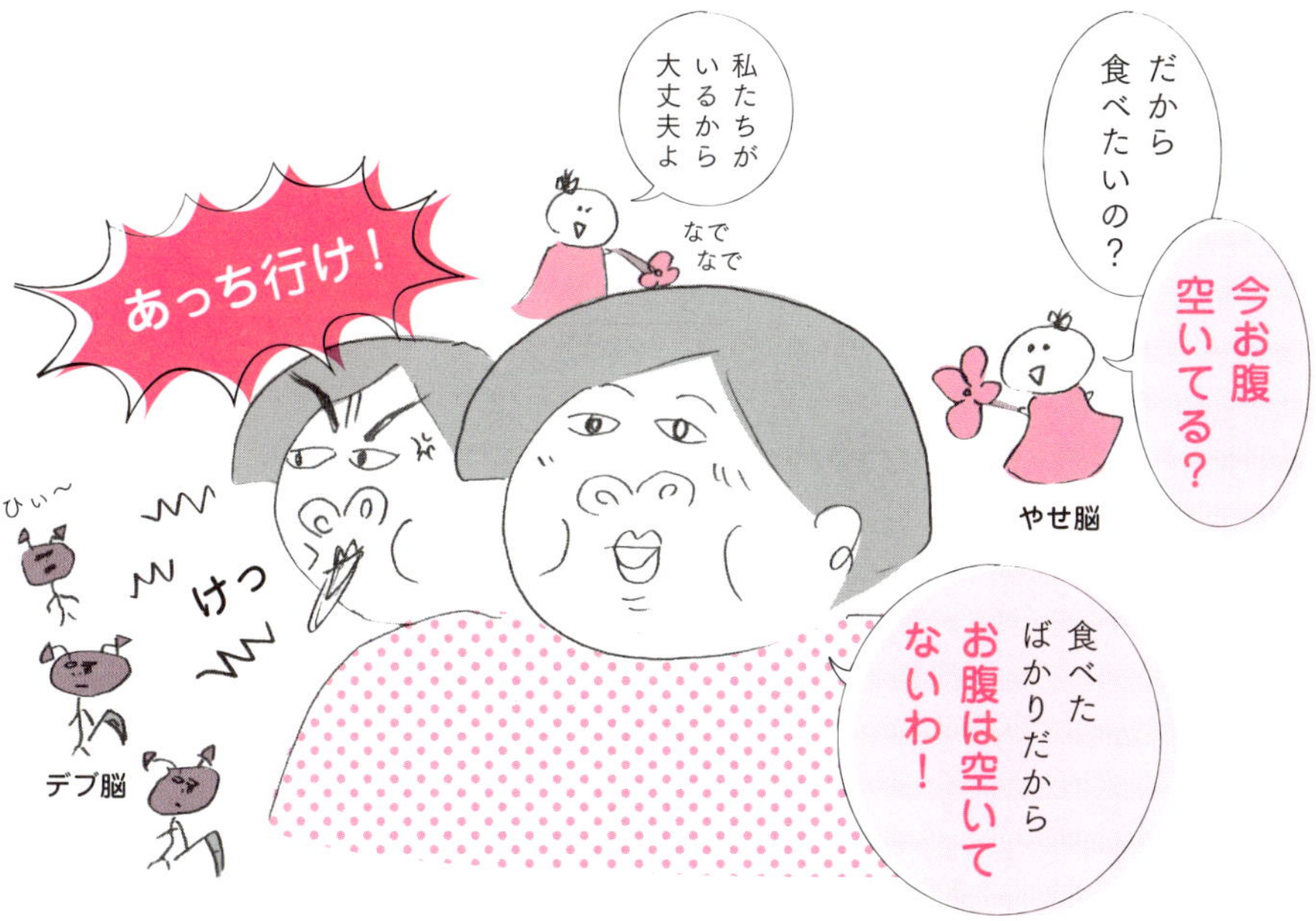
だから
食べたいの？
今お腹
空いてる？
私たちが
いるから
大丈夫よ
なでなで
あっち行け！
やせ脳
食べた
ばかりだから
お腹は空いて
ないわ！
ひぃ〜
けっ
デブ脳

ここで大事なのは**デブ脳でなく、やせ脳に問いかける**のです。

「今お腹空いているの？　だから食べたいの？」

「甘いものが食べたいのは、体に必要だからではないんだよ。悪い習慣が身につき、脳が欲しがっているだけなんだよ！　自分に負けるな！」と繰り返しました。

たとえばアイスを食べたい欲が強く出たときには、「落ちつけ！　あんたはね、さんざんアイスを食べまくって、今まであんたはアイスにいくら使った？　アイスを買うお金があるならその分、娘に服でも買ってやれ！　今のあんたはデブすぎて娘を嫌な気持ちにさせてる。それでいいのか？　娘が可哀想だよ！」

そう自分のやせ脳に問いかけました。

当時、万が一どこかで突然強いデブ脳が出たときのために、お守りがわりにカカオ88％の小さなチョコを2つと、アタリメ1袋を持ち歩くようにしていました。

それにもかかわらず、あるとき夫の仕事の手伝いで納品先に行った帰り道で、買い物をして帰ろうと思ってスーパーに寄ったとき、疲れてお腹が空いていたこともあり、突然〝食べたい食べたい〟と、ズズン、ドカンと特大打ち上げ花火が上がったようにデブ脳が出現し、売っていたお惣菜をすべて買って食べたくなりました。

私は、買い物かごを戻してスーパーから逃げるように出ました。お守りを持っていたことも忘れ、今まで感じたことがない強烈なデブ脳に恐怖を感じ、その衝撃に涙が止まらず、泣きながら運転して帰りました。

悪いものの力ってパワーがある。引き込まれたらどんどん落ちていきそうだ。そんなの嫌だわ！　どうにかせねば！　**私はできる！　できるわ！　大丈夫よ！**　そんなふうにデブ脳が出るたびに、やせ脳に語りかけて、自分を褒めたり、励ましたりしました。

私はもともと妄想癖が強いので、やせ脳の絵を描いた

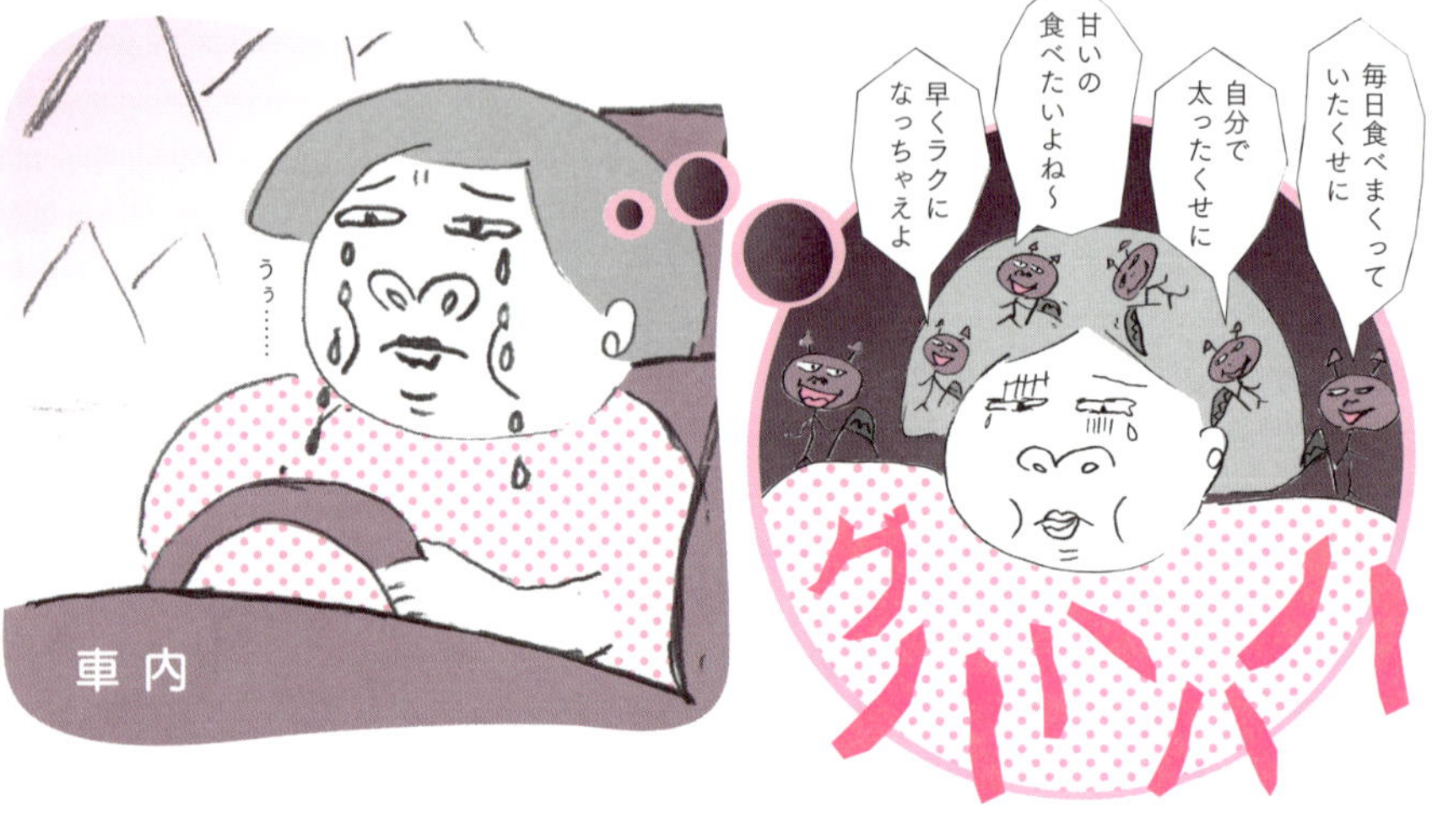
毎日食べまくっていたくせに
自分で太ったくせに
甘いの食べたいよね～
早くラクになっちゃえよ
うぅ……
車内

らどんどん妄想が膨らみ、やせ脳が私の味方になってデブ脳と戦ってくれたり、励ましてくれたり、褒めたりしてくれました。

「デブ脳め、また来やがったな！　根こそぎ倒してやるわ！　さぁさぁ！　どうしたどうした！　やってごらんよ！　けっっ！」

「ぶーこちゃん、えらいわ！」

「ダイエットを決意した日を思い出せ！」

そしてやせ脳がたくさん出てくると、ただ〝デブ脳に負けない〟ということだけでなく、前向きな気持ちになれて、冷静な答えが出てきます。

「今はお腹は空いていないわ！」

「お菓子をいただいたけど今は食べる時間ではないから、明日、家族と一緒に食べるわ」

「夜は寝るだけだから食べるなら昼がいいよ！」

「食べるならほかの食事の糖質を減らして調節しよう」

こんなふうに、最初の1ヵ月はデブ脳とやせ脳との激しい戦いでした。

最初の頃は、私の中のやせ脳が弱かったので、日々、**デブ脳が出たときはノートに書きました。**

たとえば〝今日も10時にデブ脳が出たよ〟と書いておくと、翌日10時にまたデブ脳が出そうになったとき、**「やっぱりまた来たか！　来るってわかっていたさ！」**と身構えることができるのです。

スーパーに買い物に行ったとき、デパ地下の大好きなパン屋さんに行ったとき、近所の人からお菓子をもらったとき、と毎日いろんな場面でデブ脳が出ましたが、そのたびにやせ脳と戦わせました。

そして、ゆる糖質制限ダイエットを毎日コツコツやり続けていたら、デブ脳が出てきてもあの〝ゾワッ〟が消えていき、〝ゾワゾワ〟も弱くなってきたので、〝よし！　この調子で続けていいんだ！　コツコツやっていくしかない！〟と思いました。

そうするうちにゆる糖質制限の効果が出て、体重はどんどん減り1ヵ月で7kg落ちました。夜にデブ脳が出るのを避けるため早寝早起きをする習慣も身についたら、体が楽になっていきました。7kgやせた軽さもあるけれど、それよりも体調がものすごくよくなり、朝起きたときにシャキッと目覚めるようになり、不調がどこかに消え、ちょっとしたことでイライラすることもなくなったのです。

この〝体のリズム〟が整ってきた頃からデブ脳が弱くなっていき、〝お守り〟を使うことも少なくなっていきました。数ヵ月たった頃、〝そういえば最近お守り使ってないな〟と思い、バッグの中を見たら、お守りのチョコが溶けて変形していました。

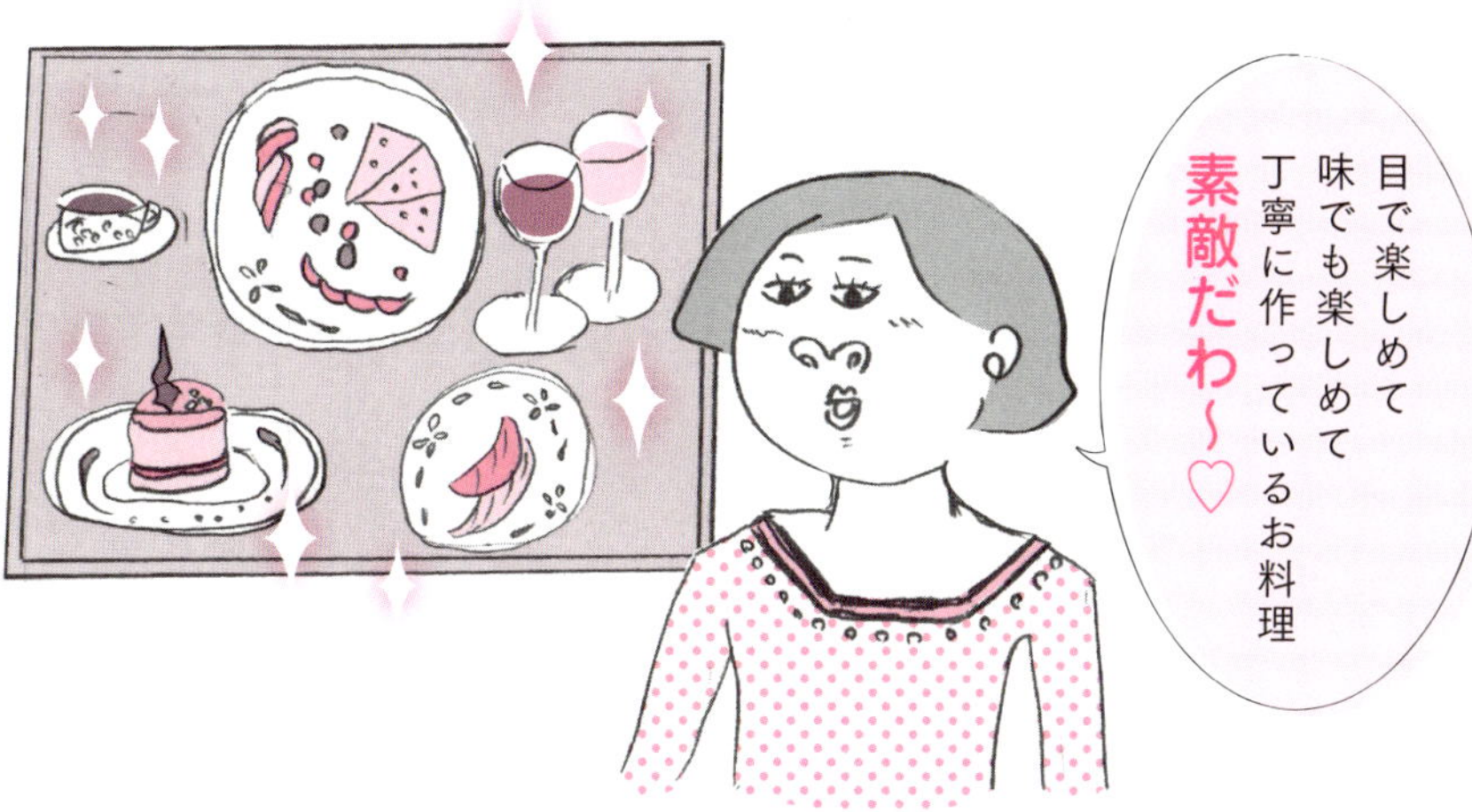
目で楽しめて
味でも楽しめて
丁寧に作っているお料理
素敵だわ～♡

それを見て、〝チョコがこんなに変形するまで忘れていたなんて、私ずいぶん進歩してるわ！　私できる！　できるわ！〟とさらなる自信につながりました。

そしてついには、買い物に行っても近所の人にお菓子をもらってもデブ脳は出なくなりましたが、ときどき自分を試しました。

たとえば高級なお饅頭をもらったとき、４つに切ってお皿にのせ、１切れ食べて終わり。これでデブ脳が出るか試しましたが、結果、出ませんでした。

体重が減っていくにつれ、自然と食事量も減り、80kgの食事量、70kgの食事量、60kgの食事量と、体重に合った食事量になっていきました。

半年で20kg減った頃から、〝量より質〟の意味が少しずつわかり始めました。

体型や顔の輪郭が変わっていくと、〝今までさんざん、安いものを大量に食べてデブになったのだから、高くておいしいものを食べてみたい〟〝高級な店に行ってもみっともなくない女性になりたい〟と思うようになり、〝量より質〟に興味を持ったのです。するとデブ脳はさらに激減しました。

今では、たくさんのいただきもののお菓子を目の前にしてもデブ脳は出ず！　いただきものはひとり暮らしをしている上の子どもが帰省したときに持たせたり、残りは夫と末娘のおやつにして、夫から半分だけもらい、〝あ〜懐かしい、この味！　前は一人で卑しく食べまくったお菓子！　半分食べたら味は充分わかったし、おいしく食べた！　もう終わりにしよう！〟と自然に思え、終わりにできます。

三度の食事をしっかり食べているから甘いものが欲しいと思うことが減る！　体重を落としながらデブ脳も解消！

〝私はもう大丈夫！〟

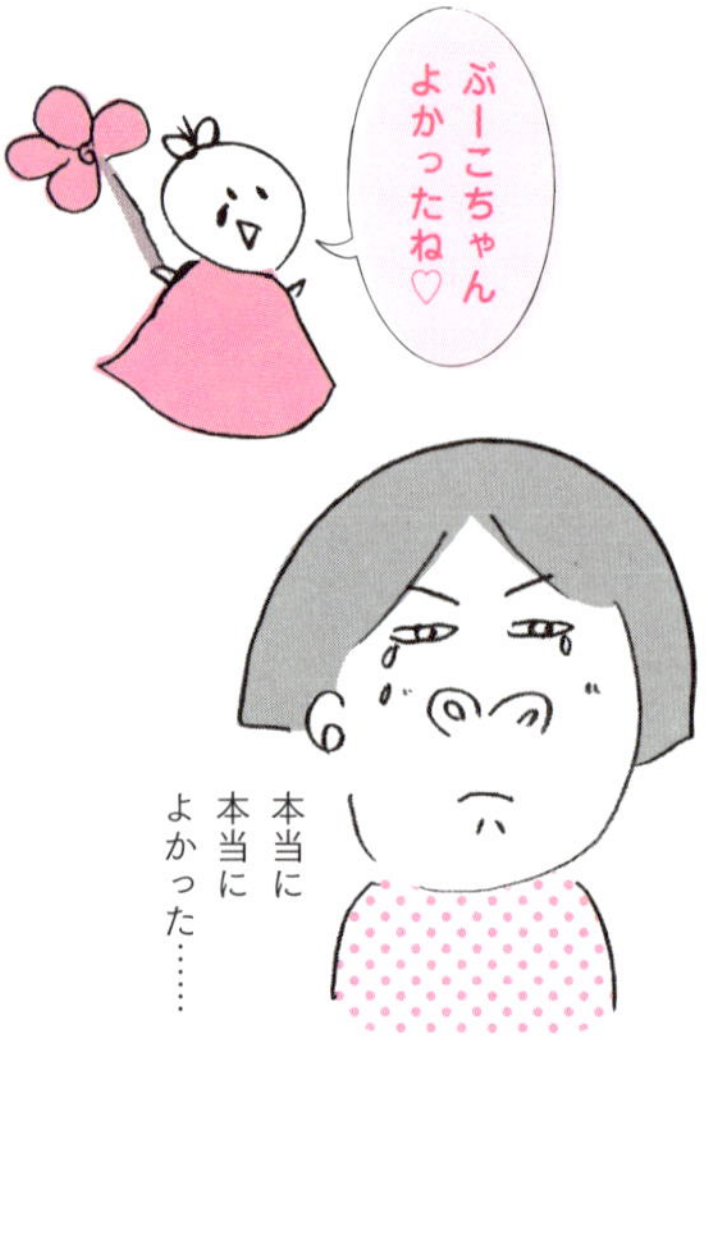
ぶーこちゃん
よかったね♡
本当に
本当に
よかった……

第４章

卒デブしたら、こんなことがあった！

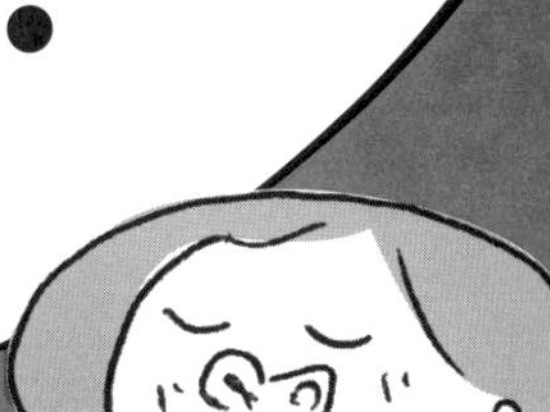

デブを卒業したら体調や心にも大きな変化が！
これはやせたこと以上にうれしい変化でした。

［体調はこう変わった］

すべての不調が消え、体が軽くなって絶好調に！

ゆる糖質制限ダイエットをして体重が落ちてから、体調も絶好調になりました。

まず、食後に眠くならなくなったこと。以前は猛烈に眠くなり、すぐソファーに横になっていましたが、やせてからは食後の昼寝がなくなり、おかげで夜はぐっすり眠れています。

体重が減ったことで寝ているときの「グォッ!!!（いびき?）」も全くなくなり、一度も起きずに朝を迎えられ、そして起きたら体がスッキリしていて軽い！　最初は、この初めての体験に、

「なんだなんだ！　このスッキリ感は！　軽さは！」

と驚きました。疲れもすべて取れていてシャキッと起きられるのです！

朝からスッキリと体が軽く絶好調だと一日がうまく回り、夫の手伝いの農作業や納品もはかどり、テキパキと動けることにうれしさを感じました。糖質のとりすぎや食べ順に気をつけるだけで、**こんなに体の調子がいいなら私は〝甘いもの〟よりこっちを取**

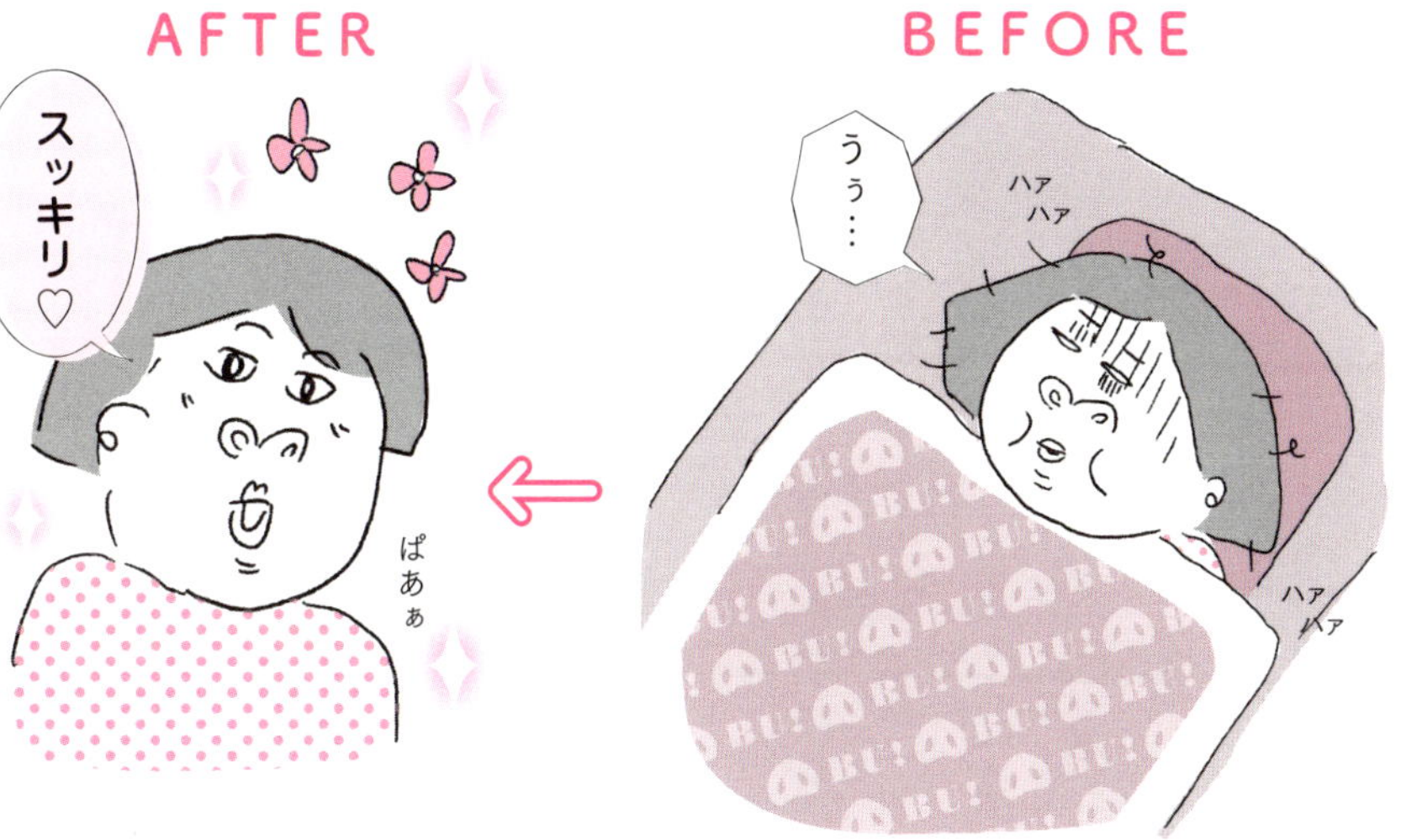
BEFORE
うぅ…
ハァハァ
ハァハァ
BU!
AFTER
スッキリ♡
ぱあぁ

る！

ダイエット前はいつも顔にプツプツができていましたが、それが改善し、肌質もよくなりました！　頭には20年ほど前から脂漏性湿疹（皮膚炎）があり、今までステロイド剤を塗っていましたが、これもゆる糖質制限をしてからすっかり改善し、現在は薬を塗っていません。かゆみのない生活がこんなに楽だったとは！

あと、ダイエット前は髪がゴワゴワバサバサでしたが、ゆる糖質制限をしてからなんと、髪にツヤ感が出ました！　白髪が生えるスピードも遅くなり、髪の毛に健康エキスが入った感じです！

あと、全く寝込まなくなりました！　以前は出かけた翌日は動けないほど体調不良だったのに今はそれがないのです。いつもセットであった、腰痛、背中痛、肩こり、首痛、頭痛、吐き気もすべて消えました！　私の体調不良は**すべて肥満が原因だった**のです。

［心はこう変わった］

イライラがなくなり、考え方が前向きになった！

体重が落ちてから、心も変わりました。

デブのときはちょっとしたことでイライラしていました。

夫の手伝いの農作業をしていてもすぐに体がしんどくなってイライラし、ストレスが溜まるので食べる。すると夫に「まだ食べているのか」「いつまでもゴロゴロしていないで作業を手伝え」なんて言われ、イライラマックスになり、また食べるという悪循環。

しかしやせてからは、夫に「最近機嫌がいいな」「前はちょいと何か言うと鬼みてえな顔していたのに」と言われ、**イライラ自体がない**ことに気づきました。

そして夫に、「デブの頃はよくイライラしていたけど最近は別人のようだ、顔つきがずいぶん変わったなぁ～」とも言われましたが、「確かにそうだったかもしれない」と素直に受け入れることもできました。夫に申し訳なかったな……と思います。

毎日が楽しくなり、考え方が前向きになって自分に自信が持てるようにもなりました。

デブのときはキレイな人を見ても、妬《ねた》み嫉《そね》み、粗探しをしていましたが、今は「私もあんなふうになりたいな」「素敵なスカートだわ」などと思うようになりました。

ダイエット前は、５年後、10年後のことなんて考えたことがなく、きっとこの先もずっとソファーで寝そべって、テレビ見ながらスマホをいじり、おやつを食べているんだろうなーと心の中で思っていました。

でもやせて体調がよくなったら、一日の予定を自分で決めて行動するようになり、時間にメリハリをつけられるようになりました。

行きたいところ、やってみたいことが増え、スマホでの検索も「大食いユーチューバー」「大盛りの店」から、「旅行」「温泉」「登山」などに変わり、外食では〝量より質〟のちょいとお高めの店に行くことも増えました。

５年先、10年先、20年先の自分の人生も思い描けるようになり、今は**一日一日が充実**しています。

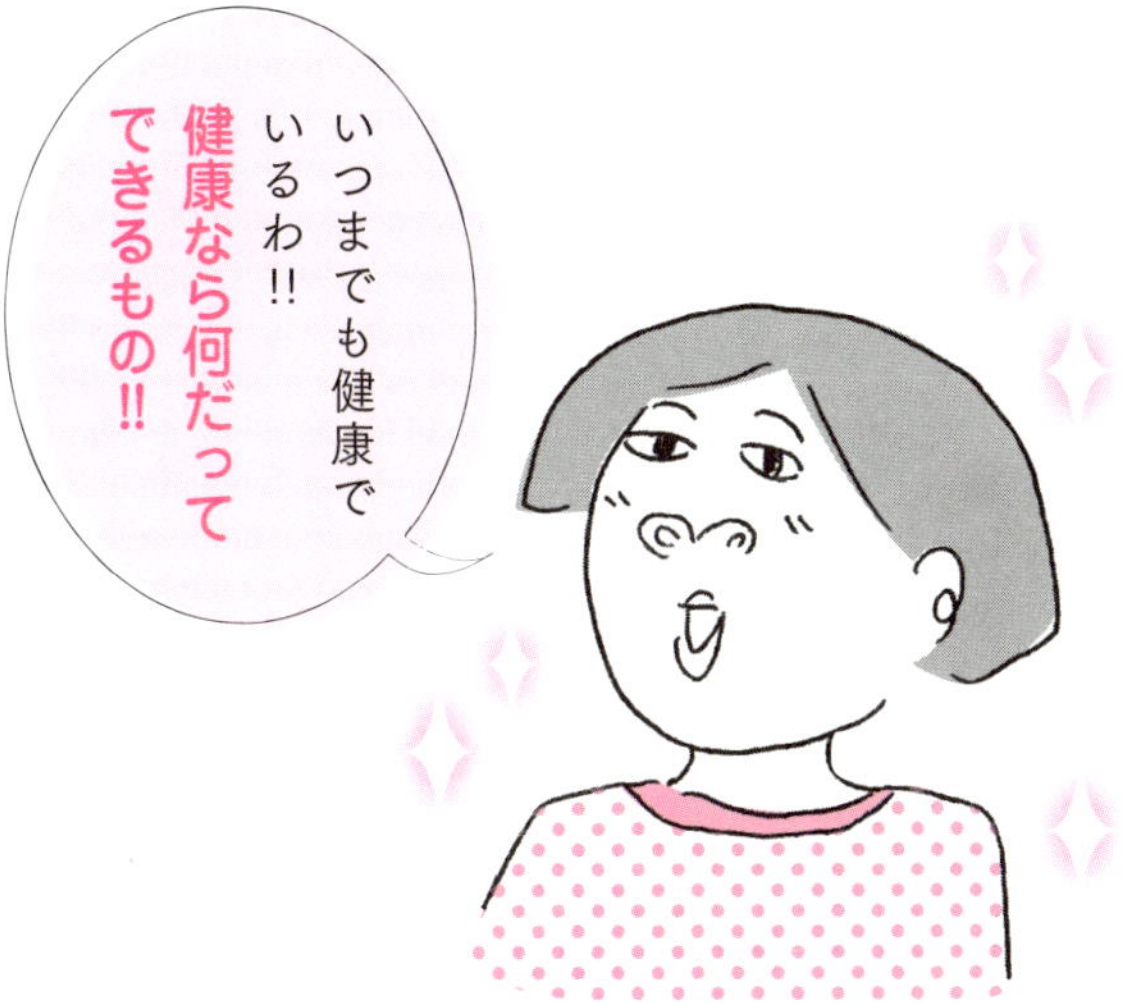
いつまでも健康でいるわ!!
健康なら何だってできるもの!!

卒デブしてこんなことがあった

デブを卒業してから変わったことはほかにもたくさん！　人生の大半がデブだったので、今まで体験したことがないさまざまな変化に、驚きと喜びの連続でした！

「トイレの便座に安心して座れるようになった」

以前は便座にメキメキメリメリとヒビが入ったことが何度かあり、体を前側に倒し体重をかけないように浅めに便座に座っていたが、今は普通に座れるし、両脚をぶらぶらしてもメキメキいわなくなった！

「肋骨、鎖骨、手首の外側の骨、膝小僧が出てきた」

ある日、脚にぼこっとした硬い塊を見つけた。びっくりして娘に伝えたら、「それ、膝の骨だよ……」と。手の甲の血管が見えたときは、見慣れていなかったので怖かった。

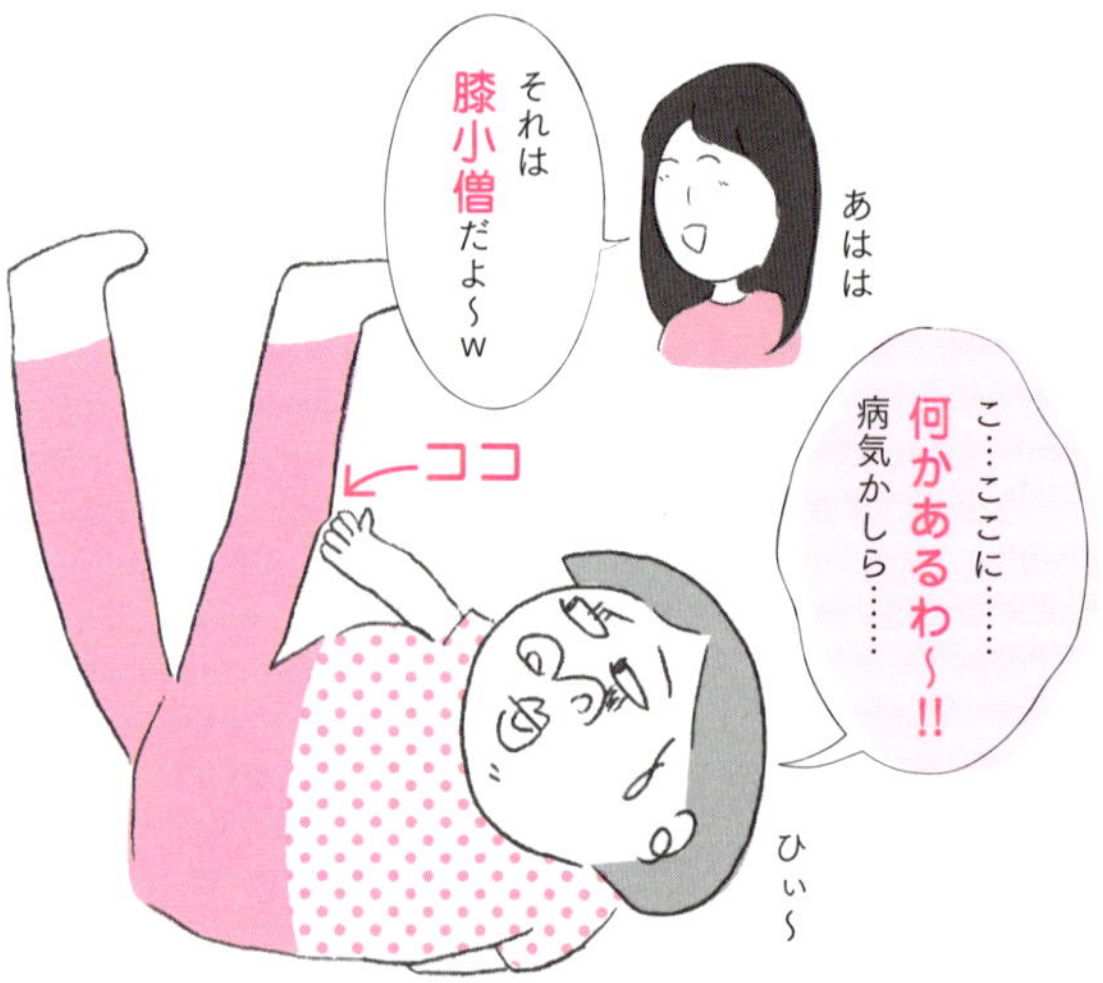

こ…ここに……
何かあるわ〜!!
病気かしら……
ひぃ〜
ココ
あはは
それは
膝小僧だよ〜w

『首、二の腕内側、お腹の下、胸の下に「あせも」ができなくなった！』

大量に汗をかくことがなくなったし、お肉が重なる部分が少なくなったので、皮膚の炎症も減った。

『床に、両脚を伸ばして座れるようになった』

デブのときはお腹が出すぎて両脚をまっすぐ伸ばすとうしろに引っくり返るため、片脚を曲げて片脚を軽く伸ばす座り方しかできなかった。それか横になる。

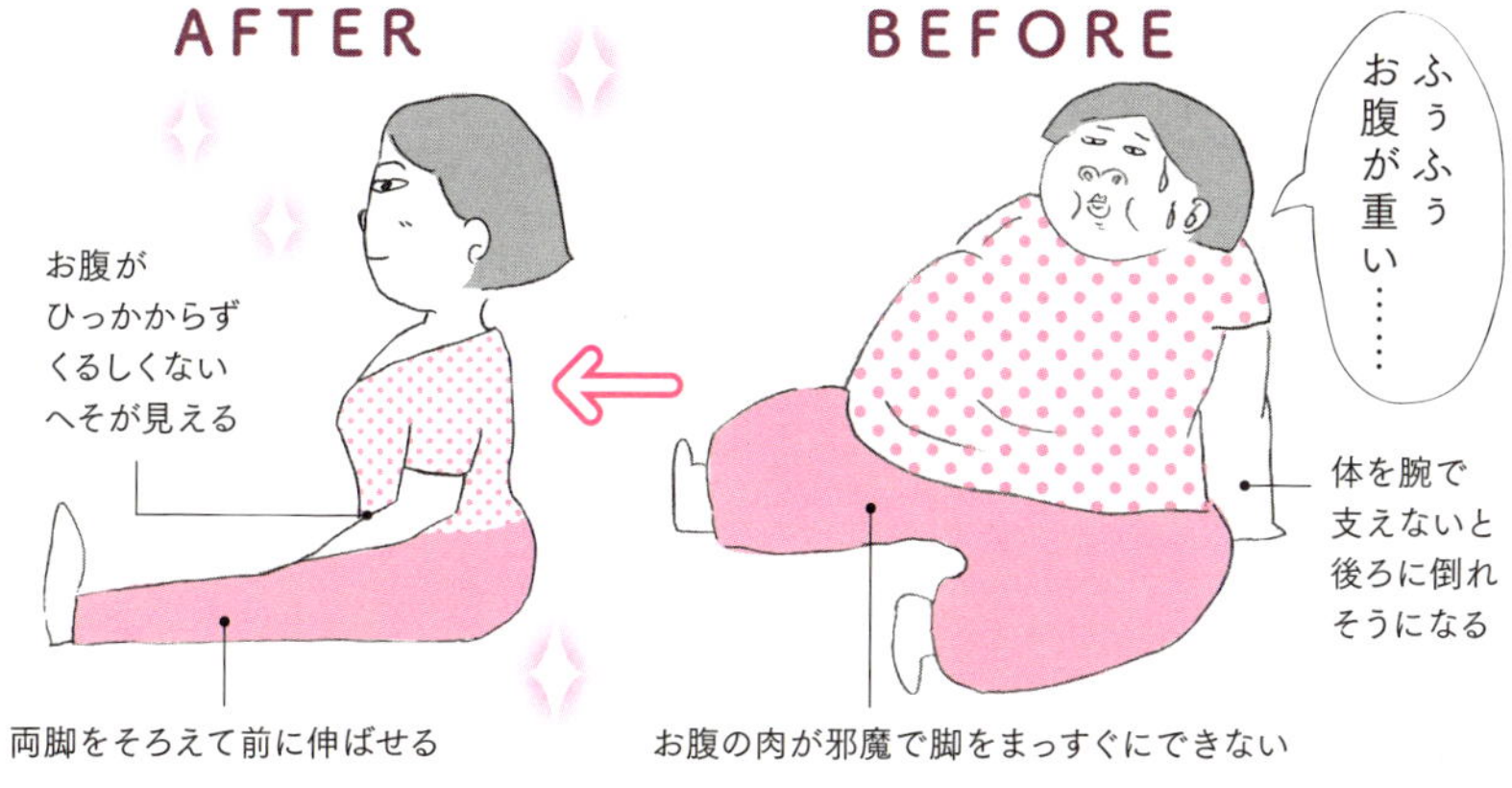
AFTER
BEFORE
お腹が
ひっかからず
くるしくない
へそが見える
両脚をそろえて前に伸ばせる
ふぅふぅ
お腹が重い……
体を腕で
支えないと
後ろに倒れ
そうになる
お腹の肉が邪魔で脚をまっすぐにできない

『自分で自分の脇の下や足元が見えるようになった！』

デブのときはお肉が邪魔して、普通の人なら見える体の部分が見えなかった。
駅の階段を下りる時に足元が見えるので速くなり、電車に乗り遅れなくなった！

『しゃがめるようになった』

デブのときは、よっこらしょっと壁に手をつかないとしゃがめず、立ち上がるときも壁に手をつき、片膝をついて重たい体を持ち上げていた。今は、商品棚の一番下のものを、しゃがんで簡単に取ることができるようになった。

『自分で背中をかけるようになった』

デブのときは背中に手が届かず、柱の角や壁に背中を押し当ててぐりぐりしていた。オリジナルかき棒も作った。長い木の棒に、手ぬぐいをガムテープでぐるぐる巻き付けた、オリジナル孫の手！　たまに手ぬぐいが外れて木の部分で背中をかいて悲鳴を上げたこともあった。

『正座がラクにできるようになった』

以前は、太もも、ふくらはぎ、お腹のお肉のせいで、きちんと正座ができなかった。今は洗濯物をたたむときに正座しても、ふくらはぎにかかる体重が軽くなりビックリ！　あぐらや体育座りもできるようになった。かっこよく脚を組むこともできる！

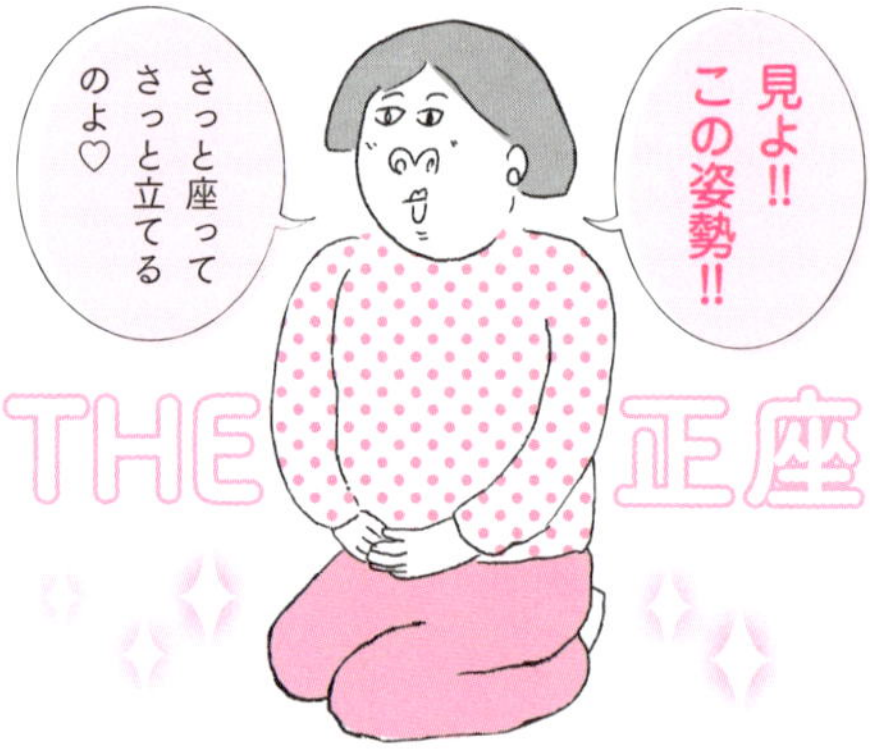

『出かけた次の日、寝込まなくなった！』

デブのときは、車で1時間ほどの場所に行くだけで、次の日不調すぎて寝込んでいた。寝返りもつらいほど鉛がズズンと全身に乗っている感じ。仰向けに寝たら動くことができずトドのようにジーッとしていた。

「豆腐が好きになった」

ダイエット前は興味がなく味がないから好きじゃなかったが、ダイエットを始めて少し高めの豆腐を食べたら、じわじわーっと口に広がる大豆の甘さに舌が喜ぶのを感じた！ 今では豆腐を毎日食べている（湯豆腐最高！）。

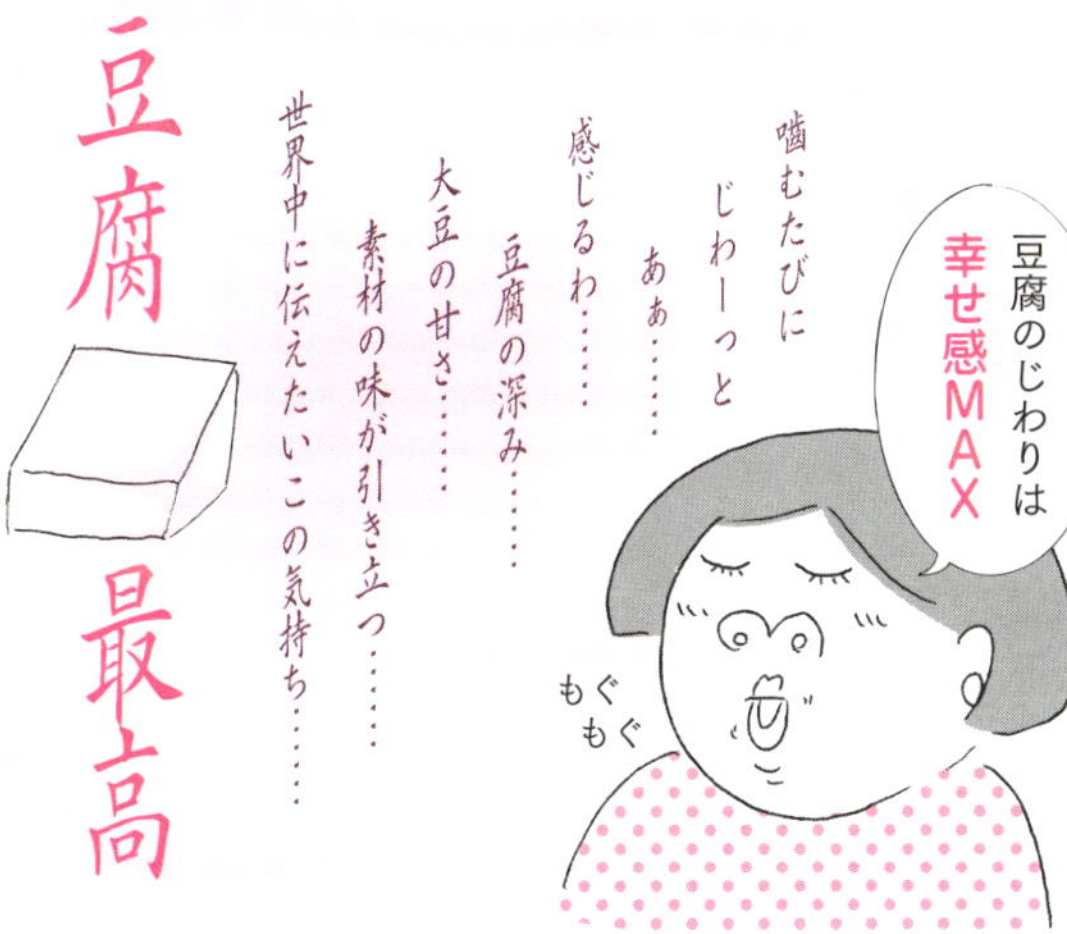
豆腐のじわりは
幸せ感MAX
噛むたびに
じわーっと
あぁ……
感じるわ……
豆腐の深み……
大豆の甘さ……
素材の味が引き立つ……
世界中に伝えたいこの気持ち……
豆腐
最高
もぐ
もぐ

「食事を目、鼻でも味わえるようになった！」

ダイエット前は量！　とにかく量があればよかった。今は、お皿や盛り付け方も楽しめるし、香りでも楽しめるようになった。

「服の上下、下着が5Lから普通のLサイズに変わった！」

普通のサイズは値段も普通なので、服にかかるお金が安くなった！ 念願のユニクロの店舗でも買い物ができた！　また、デザインよりサイズや伸びる素材が第一優先だったが、好きなデザインから選べるようになった。

「黒い服ばかり着るのはやめた」

デブのときは、少しでも細く見えるように黒ばかり着ていた。今は、本当に好きな服（花模様、刺繍）を選んで着ている。ただ、素敵な花柄のワンピースがあって試着したら、顔と服が全く合ってないという現実も知った……。

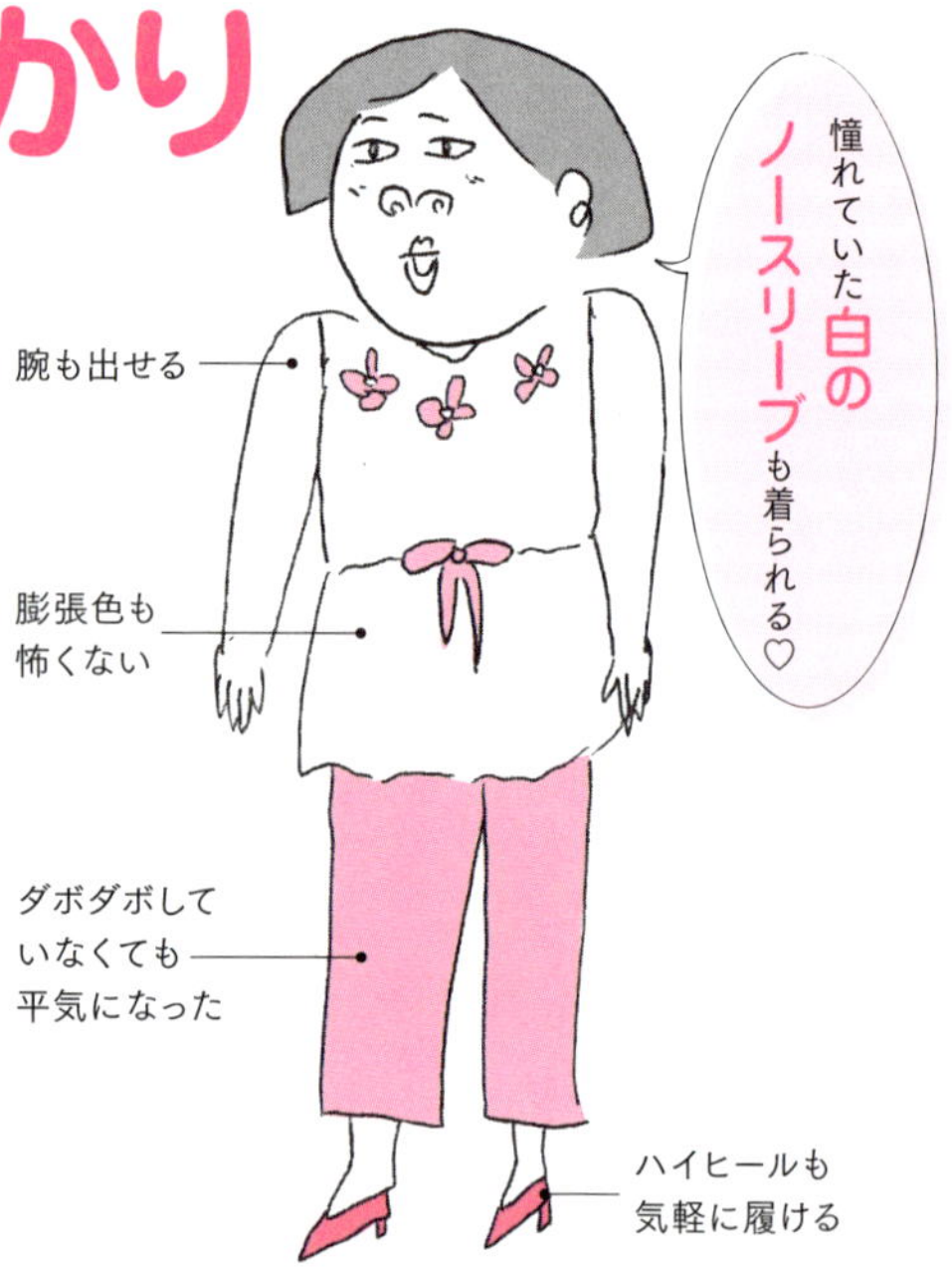
憧れていた白のノースリーブも着られる♡
腕も出せる
膨張色も怖くない
ダボダボしていなくても平気になった
ハイヒールも気軽に履ける

「男物パーカーやダボダボを着るのをやめた」

やせている人がダボついた服を着ているのを見て、自分も同じ気持ちを味わいたかったのだが、後ろ姿ががっちりした男にしか見えなかった。今は体にフィットする服を選ぶようになった。

「お尻まですべて隠れるチュニックをやめた」

いくら食べてもお腹が目立たない便利なチュニックばかり着ていたが、やせてからは、ずっと憧れていた、「普通の丈のＴシャツ」にジーパンがはけるようになった！

「ブラジャーが買えた！」

どんなブラジャーも贅肉に食い込んで、すぐ気分が悪くなっていたので、ずっとノーブラだった。出かけるときは、絆創膏を乳首に貼り付けていた。

「寝顔が人間らしくなった！」

「寝顔がひどい」と娘から指摘を受けていたが、やせてからは「人間らしい寝顔になったね」と言われた。いびきもまったくなくなった。

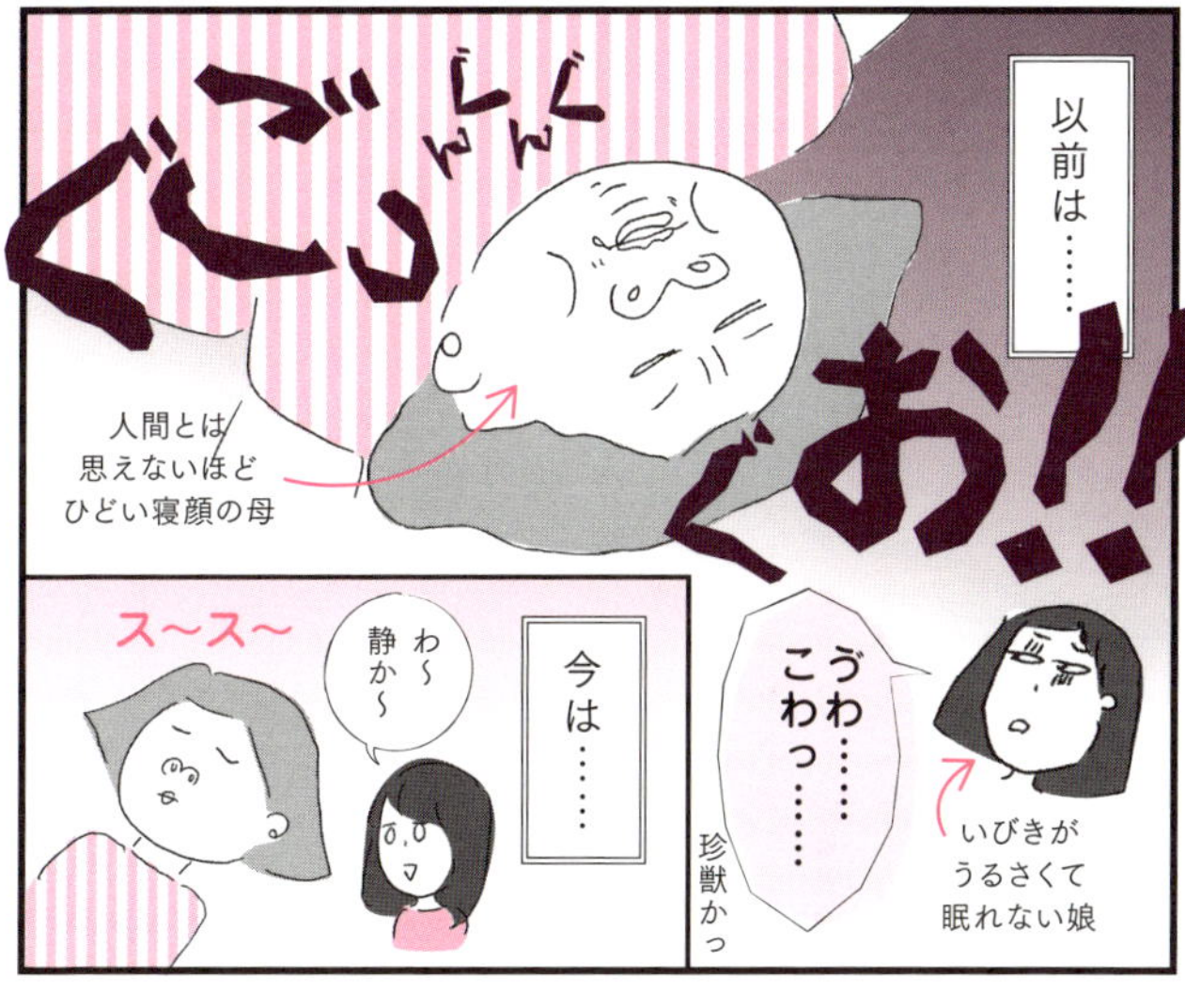
以前は……
ぐごごんぐんぐ
ぐお!!
人間とは思えないほどひどい寝顔の母
うわ……こわっ……
珍獣かっ
いびきがうるさくて眠れない娘
今は……
ス～ス～
わ～静か～

「毎日が楽しく、自分が大好きになった」

デブのときは食べて寝ての繰り返し。肥満になればなるほど体はだるく、ダラダラする日も多くなり、行動範囲も狭かった。とにかく、体が重すぎて動きたくなかったのだ。ダイエットしてから体が軽くなり、動ける喜び、動ける気持ちよさを感じ活動的になれた。そして、今の自分が大好きになった！

おわりに

みなさん、この本を手に取り、最後まで読んでくださってありがとうございました。

自分の体は、今ここにあるひとつだけです。

健康になるのも、肥満になるのも、自分次第で大きく変わります。

できることなら、**たったひとつしかないこの体とうまく付き合っていきたい。**

ゆる糖質制限ダイエットを続けていくうちに、体重も減らしたいけれど、それ以上に「健康」でいなければと強く感じました。

そして、「体の健康」と「心の健康」、両方を手に入れることができました。

45歳からでもダイエットはできるということ。

食の改善だけでやせられるんだということ。

そして若いときには考えてもいなかった、「健康」がいかに大事かということ。

それが一人でも多くの方に伝わり、ダイエットするきっかけになればうれしいです。


「やせたい!!」「でも……私でもできるかな？」

できます！

人は変われます。

何もしなければ何も変わりません。

最後に、みなさんに、

〝私たちはできる玉〟を贈らせてください。

桃田ぶーこ

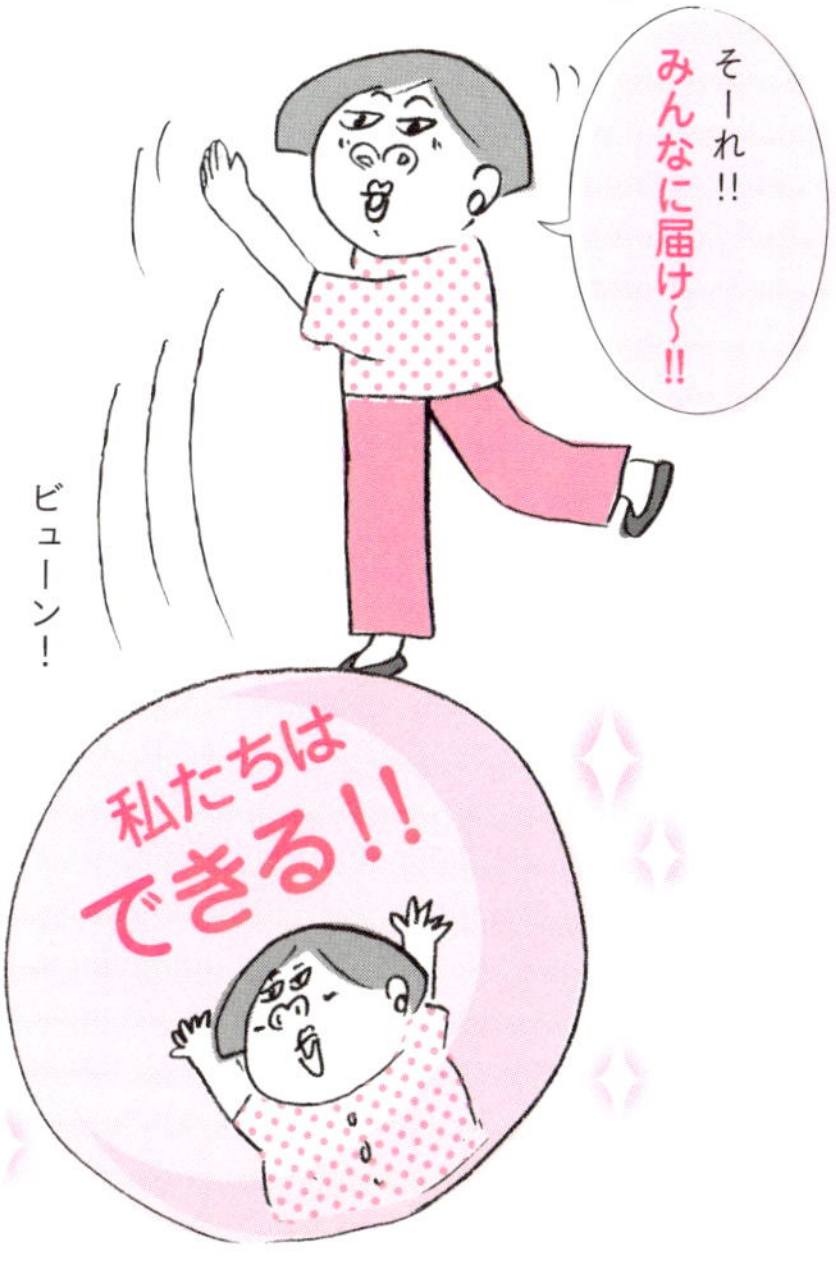
そーれ!!
みんなに届け〜!!
ビューン！
私たちは
できる!!

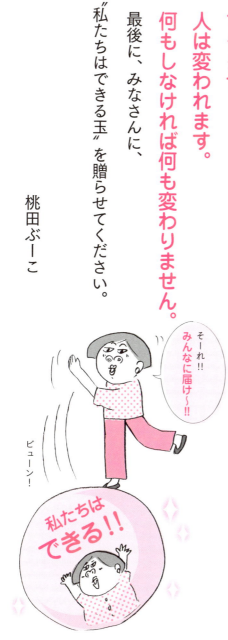

桃田《ももた》ぶーこ

1972年生まれ。東京で生まれ育ち、田舎に暮らす農家の嫁。運動ナシ、ゆるめの糖質制限（食習慣の改善）だけで、半年で85kgから20kg減量、2年半で最終目標だった58kgまで減量成功。ゆるい漫画とともにダイエットの日々を綴っているブログが大人気。

桃田ぶーこの「ゆる糖質制限」ダイエット
https://www.buko-diet.net/

講談社の実用BOOK

45歳《さい》、ぐーたら主婦《しゅふ》の私《わたし》が
「デブあるある」をやめたら
半年《はんとし》で20kg《キロ》やせました！

2019年7月23日　第１刷発行
2021年5月27日　第９刷発行

著　者　　桃田《ももた》ぶーこ

©Buko Momota 2019, Printed in Japan

発行者　　鈴木章一
発行所　　株式会社 講談社
〒112-8001
東京都文京区音羽2-12-21
編集　☎03-5395-3560
販売　☎03-5395-4415
業務　☎03-5395-3615
印刷所　　株式会社新藤慶昌堂
製本所　　株式会社国宝社

落丁本・乱丁本は購入書店名を明記のうえ、小社業務あてにお送りください。送料小社負担にてお取り替えいたします。なお、この本についてのお問い合わせは、からだとこころ編集チームあてにお願いいたします。本書のコピー、スキャン、デジタル化等の無断複製は著作権法上での例外を除き禁じられています。本書を代行業者等の第三者に依頼してスキャンやデジタル化することは、たとえ個人や家庭内の利用でも著作権法違反です。定価はカバーに表示してあります。

ISBN978-4-06-516594-2

KODANSHA

STAFF

装丁・デザイン	羽鳥光穂
イラスト	桃田ぶーこ
ヘア&メイク	千葉智子
撮影	伊藤泰寛（本社写真部）
編集協力	和田美穂
Special Thanks	チェブ　熱田寛子

参考文献

- 牧田善二『医者が教える食事術 最強の教科書』ダイヤモンド社
- 江部康二・著、村田裕子・料理『電子レンジで糖質オフの作りおき』宝島社
- 栗原毅・監修『糖質ちょいオフダイエット　90日ダイアリーつき』講談社
- 栗原毅『太らない生き方』PHP研究所
- 板倉弘重『ズボラでも血糖値がみるみる下がる57の方法』アスコム